MCI・認知症の リハビリテーション
Assistive Technology による生活支援

言語聴覚士・博士（学術）
安田清 著

序文

　認知症はもちろん、MCI（Mild Cognitive Impairment：軽度認知障害）の主たる症状も記憶障害です。その記憶障害の人の訓練はそもそも覚えたこと自体を忘れやすいため、困難が伴います。特に認知症は基本的に進行性で訓練効果が限定的です。一方、視力障害、聴力障害、歩行障害のある人にはメガネ、補聴器、車椅子などの補助具を活用して生活の自立を促します。当然、MCIや認知症の人にも "記憶補助具"（メモリーエイド）による生活支援をすべきです。しかし、いまだにこのような考えや対処法は専門家でもほとんど知られておらず、根拠不明な予防説が喧伝されています。

　筆者は1983年千葉ろうさい病院に言語聴覚士として勤務、脳外傷後の記憶障害患者を診る機会を与えられました。そこでメモリーエイドを探しましたが、海外を含めてもほとんどありませんでした。やむなく自分で記憶障害向けメモ帳や日記帳などの試作を始めました。その後、1993年頃から認知症患者が来るようになりました。最初は今で言う脳トレなどを行いましたが、会うたびに進行してゆく患者がいました。そこで、試作したメモリーエイドを使ったところ良い感触が得られたため、それらの改良、さらにICレコーダーなどの市販の情報機器を応用した認知症の人の生活支援に努めました。

　一方、1997年に千葉工業大学の三須直志先生と音声出力記憶補助器を開発して以来、多くの工学系大学、研究所とテレビ電話、動作認識、ヴァーチャルエージェントなど、いわゆるHigh-Tech（ハイテク）を活用した生活支援法も研究してきました。現在、大阪工業大学などにも籍を置き、ロボットやAI（Artificial Intelligence：人工知能）による認知症支援を研究中です。また、機器を搭載した認知症支援犬の提案もしています。

　今まで、記憶補助具などはメモリーエイド、記憶代替手段、外的補助記憶、支援機器、福祉機器などと呼ばれていました。しかし、例えば「支援機器」ではメモ帳や各種グッズ、各種療法、High-Techシステム、スマートフォンのアプリケーションなどが含めにくいです。そこで、本書では最近の海外の傾向に従い、これらを大きくAssistive Technology（AT：支援技術）という言葉でまとめました。そして、ATの中のメモ帳や日記帳などの無電源のものはLow-Tech（ローテク）AT、市販の情報機器などで電源を要するものはMiddle-Tech（ミドルテク）AT、工学系の大学らが研究中のものはHigh-Tech（ハイテク）ATに分類しました。ローテクとミドルテクATが必要な理由は、ハイテクATや現在脚光を浴びるAIだけでは、MCIや認知症の人の生活全体を到底支えられないからです。

　従来、ものが無くなったら「一緒に探そう」、外出したら「一緒について行こう」など、受容的な対処法を説く本が多くあります。しかし、これらの受容的対処法が性格的に、または状況的にできないことも多いです。幸いなことに、もの探し器や居場所探知器などが市販されるようになりました。本書は2018年4月末までに知り得たMCIや認知症の人への、在宅生活支援に使えるATとその実施例を紹介します。これだけ多くのATとその実施例を具体的に紹介した本は海外にもありま

せん。また、紹介した多くのATは筆者の開発したものや、見いだしてきたものがほとんどです。それは、いまだMCI・認知症の人にATを適応した報告例が乏しいからです。

　一方、可能性のあるAT、特にミドルテクATもできるだけ広く紹介するようにしたため、すべてのATを筆者が試したものではありません。これらは新機種が出る、発売中止になる、仕様変更などがあります。そのため、事前に各メーカーに問い合わせる、インターネットなどで取扱い説明書を読む、最新機種や代替品を探すなどをしてください。

　なお、第1章では記憶障害の解説や認知症予防説の検証を、第8章では、もの忘れ外来でのリハビリテーション実施要領や社会的支援などを紹介します。さらに資料には「高齢者のもの忘れを減らす生活上の工夫集」などの一般高齢者にも役立つ文書を追加しました。本書は安田（2007-2008）の連載を改訂、大幅に加筆したものです。

　本書は、もの忘れ外来で在宅のMCIや認知症の人と接するリハビリテーション関係者を念頭に書きました。ATをMCI・認知症のリハビリテーションに活用してほしいからです。しかし、それ以外の方、例えば施設・介護関係者には入所者や通所者にATの適用を、工夫や工作が好きな人にはローテクATの開発を、ミドルテクに詳しい方にはATとして使える新たな情報機器の発掘を、プログラマーにはより便利なシステムやアプリケーションの開発を、工学研究者にはハイテクATの研究を、家族や本人には実際の使用と解決してほしい問題の提案を、行政の方にはATの貸し出し制度の開始を、ボランティアや一般市民の方にはATについて相談できる "ＡＴカフェ" の開設、などを期待しています。

　本書の内容は、当然ながらATの紹介や実施例に偏っています。まず従来の対処法を文献中の参考図書などで知り、それらの対処法を補う新たな方法の一つとして、本書を読んでくださることを希望します。現在の医療では、認知症の治癒は困難です。しかし、今あるATを最大限活用すれば、QOL（Quality of Life：生活の質）の維持、自立期間の延長、社会参加の継続もできるはずです。成功と失敗を共有しながら、皆でより良いATの開発と生活支援法を発展させていきましょう。

目次

序文	3
症状別対処法早引き一覧	7

第1部　総論　13

第1章　記憶、認知症、予防説とリハビリテーション　14

1）記憶の種類と記憶障害	14
2）認知機能検査	19
3）MCI・認知症の定義と病態	25
4）認知症予防説の検証	26
5）MCI・認知症の人のリハビリテーション	32
6）Assistive Technology（AT：支援技術）による生活支援	34

第2部　Low-Tech（ローテク）支援　39

第2章　各種ローテクATによる生活支援　40

1）記憶障害向け専用日記：新記憶サポート帳	40
2）ウェアラブルメモ帳	43
3）各種カレンダーと日課表	48
4）各種伝言板	50
5）他の研究者の支援方法	53

第3部　Middle-Tech（ミドルテク）支援　55

第3章　ICレコーダーによる生活支援　56

1）ICレコーダーによる実験	56
2）ICレコーダーの「アラーム」再生機能による支援実施例	58

第4章　市販の各種通信・情報機器などによる支援　64

1）服薬、もの探し、音声表出などの機器	64
2）動画、ゲーム、おもちゃ、人形、ロボットなど	68
3）火・水回り、見守り、排泄など安心安全機器	72
4）ATの展示場所、販売会社など	76

第5章　スマートフォンや服飾による生活支援　79

1）スマートフォンによる支援	79
2）各種のATが収納できるメモリーベストなど	84

第6章　各種療法による心理、生活、コミュニケーション支援　88

1）回想法による心理支援	88
2）音楽療法による生活支援	92
3）コミュニケーション支援	96

第4部　High-Tech（ハイテク）支援　　101

第7章　ロボット、AI などのハイテク AT による生活支援研究　　102

　1）認知症へのハイテク AT の歴史　　102

　2）現在の認知症へのハイテク AT 研究　　104

　3）AT 器を搭載した認知症支援犬　　111

第5部　その他の支援　　115

第8章　もの忘れ外来の実施要領、地域支援、自助的・互助的支援　　116

　1）もの忘れ外来の実施要領　　117

　2）診断後の地域支援　　118

　3）自助的・互助的支援　　119

　4）相談機関と有償見守りサービスなど　　121

結論　　123

あとがき　　125

文献　　127

索引　　132

掲載製品一覧　　135

巻末資料　　143

　資料1　シニア向け　テレビ電話支援会　利用者募集　　143

　資料2　場面別認知症チェック表　案（理容・美容院用）　　144

　資料3　もの忘れ・認知症相互見守り助け合い協定書　案　　145

　資料4　MCI 宣言書と協力依頼書　案　　146

　資料5　認知症宣言書と協力依頼書　案　　147

　資料6　対認知症準備活動表（対認活）　　148

　資料7　高齢者のもの忘れを減らす生活上の工夫集　　149

関連トピック一覧

抽象的な意味記憶はどこにある？　17	もの探し実験　65
なぜ人の名前は出にくい？　18	デイで風呂に入らない人へ　70
もっと長い談話の記憶は？　20	人間よりも可愛い？　人形現象　71
物忘れ改善薬に厚労省が注意喚起　27	入院認知症患者への支援案　78
エビデンスがある RCT 研究の功罪？　30	日中の活動をビデオで録画　86
高齢者教室でやるべきことは？　32	吸引歯ブラシなどの口腔清拭具の開発　96
小児用の AT　52	言葉や記憶をなくした人に会話代理人システムを　106
在宅の環境をととのえる　53	認知症小唄　122
芸術療法の支援：院内美術館の設置　59	

症状別対処法早引き一覧

本書はMCI・認知症の人へのさまざまな対処法を紹介しています。目的の対処法がすぐに探せるよう症状別対処法を一覧にしました。

各項目内の対処法は、概ね簡単なものから紹介。（　）内はページ数。高価な機器や研究中のものは除外。

服薬、やるべきことを忘れる

服薬を忘れる

「薬」を目立たせる
　➡卓上用服薬忘れ防止メモ柱（p.64）薬ケース（p.64）お薬カレンダー（p.64）

音や声で知らせる
　➡アラーム付薬入れ（p.65）ICレコーダー（p.57）スマホ（p.80）服薬専用器（p65）
　　人形（p69）

その他
　➡訪問薬剤師やヘルパーに依頼（p.65）認知症支援犬（p.111）

やるべきことを忘れる（予定、勉強、日記、散歩、受診などを忘れる）

貼り紙を目立たせる
　➡LEDランプ（p.64）写真伝言板（p.50）

その日の予定を提示する
　➡1日伝言板（p.50）新記憶サポート帳「今日やること」欄（p.41）

服や体にメモ帳をつける
　➡腕に付箋（p.43）各種メモ帳（p.43）目の前伝言板（p.50）

予定の時間に音で注意する
　➡目覚まし時計（p.73）タイマー（p.66、80）スマホのアラーム（p.79）

予定の時間に声で言う
　➡ICレコーダー（p.57）家族が電話（p.79）スマホのアプリ（p.79）認知症支援犬（p.111）

日記を忘れずに書く
　➡常時日記を出しておく（p.42）より簡単な日記帳（p.48）新記憶サポート帳（p.40）

スマホを充電する/携帯する
　➡スマホ（p.84）ICレコーダー（p.57）

忘れる前に録音する
　➡ICレコーダー（p.62）スマホ（p.80）

その他
　➡メモリータペストリー：ウォールポケット（p.87）メモリーベストなど（p.84）

やったことを忘れる

やったことを忘れる（食べたもの、やったこと、会った人、服薬などを忘れる）

日記に書く
➡新記憶サポート帳（p.40）各種メモリーカレンダー、日記帳など（p.48）
メモ帳にすぐに書く
➡各種メモ帳（p.43）メモリーベストなど（p.84）
機器で録音する
➡ ICレコーダー（p.57）スマホで録音と音声認識（p.80）

買ったことを忘れて同じものを買う

メモで注意する
➡各種メモ帳（p.45）ウエストバッグ（p.87）メモリーベスト（p.85）
音で注意する
➡ ICレコーダー（p.57）音声案内器（p.66）スマホアプリ（p.80）
その他
➡定額制のカード（p.73）所持金を制限（p.73）

言われたことを忘れ、同じことを聞く

聞かれる前に示す
➡伝言板（p.50）各種メモ帳（p.43）新記憶サポート帳（p.40）メモリーベストなど（p.85）
LINE（p.82）
聞かれる前に教える
➡ ICレコーダーから繰り返し再生（p.61）
機器が答える
➡頻回質問応答器（p.68）スマホの音声認識応答機能（p.79）

人の名前、顔を忘れる

名簿やアルバムを何度も見る
➡ ICレコーダー（p.59）スマホの電話帳など（p.80）アクトボイスペン（p.91）アプリ（p.97）
昔の顔を見せる
➡目の前伝言板（p.50）拡大写真（p.52）タブレット（p.52）

今、どこにいるか、何をしているか忘れる

常時情報を知らせる
➡パスケース、名刺入れ兼用メモ帳（p.46）目の前伝言板（p.50）

長い話の内容を忘れる

録音する
➡ IC レコーダー（p.62）スマホ（p.80）

お金、ものの置き場所を忘れる、ものを探せない、持ち忘れる

もの、お金、書類などの置き場所を忘れる

決めた所に置く
➡ IC レコーダー（p.60）メモリータペストリー：ウォールポケット（p.87）
新記憶サポート帳（p.40）音声案内器（p.66）カメラで撮影（p.81）
自由に動かせないようにする
➡音声案内器（p.66）各種ボックス（p.73）金庫（p.73）

ものを探せない（財布、通帳、メガネ、農器具、駐車場の車を探せない、など）

もの探しグッズを使う
➡もの探し器（p.65）スマホアプリ（p.81）農器具などにテープ（p.149）
金属探知アプリ（p.81）駐車位置アプリ（p.81）LINE（p.82）

ものを持ち忘れる（メガネ、診察券、鞄など）

バッグや服に入れておく
➡物にひもにつける（p.86）持ち忘れ・はぐれ防止器（p.66）メモリーベストなど（p.85）
玄関で注意する
➡扉にチェック表（p.66）ドアノブに小袋（p.66）音声案内器（p.66）

楽しめない、怒りっぽい、落ち着かない
待てない、やる気が出ない

テレビが楽しめない

楽しめるものを見せる
➡好みの写真・日用品（p.88）アルバム（p.88）好みの番組再生（p.68）
赤ちゃん / 動物 / 車窓動画（p.68）回想法用の教材（p.88）語りかけビデオ（p.89）
思い出写真ビデオ（p.89）簡単ゲーム（p.68）テレビ電話で会話（p.82）VR（p.110）

怒りっぽい、落ち着かない

話す機会を持つ
➡人形など（p.69）スマクロなど（p.79）テレビ電話（p.82、99）

好みのものを見る / 聞く
➡メモリーブック（p.54）音楽（p.94）動画（p.68）語りかけビデオ（p.89）
思い出ビデオ（p.89）フォトフレーム（p.90）VR（p.110）

好みのもので遊ぶ
➡おもちゃ（p.69、77）ゲーム（p.68）人形（p.69）

夕方や夜中落ち着きがない

安心感、声、情報を与える
➡人形（p.69）抱き枕（p.69）ラジオなど（p.69）ブラックボード（p.67）
おもちゃ（p.69、77）

会話をする
➡スマクロなど（p.79）テレビ電話（p.82、99）語りかけビデオ（p.89）
フォトフレーム（p.90）

待合室などで待てない

好きなものを見る / する
➡画像（p.68）音楽（p.94）ゲーム（p.68）メモリーブック（p.54）

やる気が出ない／毎朝起きられない

毎朝、声掛けや刺激を出す
➡写真伝言板（p.50）IC レコーダー（p.57）テレビ電話（p.82、99）認知症支援犬（p.111）

音楽を聴く
➡ IC レコーダー（p.58、94）語りかけビデオ（p.89）

その他
➡当事者会に出席（p.119）室内見守り（p.74）

拒否する

デイサービスを拒否する

説得をする
➡写真伝言板（p.50）IC レコーダーからの指示と音楽（p.92）スマホから動画（p.83）
ボランティアの人や孫から電話 / テレビ電話（p.99）

免許返上を拒否する

説得録音や動画を見せる
➡ IC レコーダー（p.60）スマホ録画（p.81）

入浴、食事、散歩、勉強、日記を書くのを拒否する

音楽を聞かせる
➡ IC レコーダー（p.59、94）
人形と入浴
➡ 人形と IC レコーダー（p.70）

行動を失敗する

道を忘れて迷う

外出不要と説得する
➡ IC レコーダー（p.60）
玄関で引き止める
➡ LED 付メモ（p.64）ポスター（p.77）音声案内器（p.66）見守り / 外出防止機器類（p.75）
GPS などを持つ
➡ スマホのナビ（p.81）小型 GPS（p.75）靴内蔵 GPS（p.75）持ち忘れ・はぐれ防止器（p.66）
出口に鍵をかける
➡ 各種鍵（p.72）

同じ場所で同じ失敗をする

その場所で注意を出す
➡ 貼り紙に LED（p.64）ブラックボード（p.67）音声案内器（p.66）
失禁を防ぐ
➡ LED ランプ（p.64）ブラックボード（p.67）IC レコーダー（p.60）排尿感知器（p.76）

ガス、水回り、照明器具が使えない

安全・安心器具を使う
➡ センサー付き器具（p.72）各種安全機器（p.72）火災報知器（p.72）IC レコーダー（p.58）
室内見守り（p.74）

その他

支払いができない
➡カードで支払う（p.46）

鍵をかけたか不安になる
➡鍵の管理グッズ（p.72）IC レコーダー（p.58）

冷蔵庫などを開ける
➡各種鍵（p.72）音声案内器（p.66）

外から見守りたい
➡室内見守り（p.74）

被害妄想がある
テレビ電話（p.82、99）思い出写真ビデオ（p.89）

幻視がある
➡室内環境を変える（p.53）

現在の時間
➡話す時計（p.73）IC レコーダー（p.58）

不眠
➡散歩（p.94）

待ち時間がわからない
➡スマホアプリ（p.83）

異食や偏食がある
➡冷蔵庫鍵（p.72）音声案内器（p.66）

物を集めてくる
➡音声案内器（p.66）

難聴がある
➡耳元スピーカー（p.74）補聴器（p.74）スマホ（p.82）

BPSD がある
➡テレビ電話（p.82、99）思い出写真ビデオ（p.89）

お金がないと不安になる
➡見せ金ファイル（p.73）金庫（p.73）

トイレを汚す
➡防水シート、排泄シート（p.76）

汚れ物を隠す
➡音声案内器（p.66）

ベッド近くやベッド上で排泄する
➡排尿感知器（p.76）流せるポータブルトイレ（p.76）排泄物処理システム（p.76）

電話の対応に失敗する
➡音声案内器（p.66）録音可能電話（p.74）詐欺防止電話（p.74）

通販で買いすぎる
➡IC レコーダー（p.58）チャンネル改変（p.58）音声案内器（p.66）

第1部
Part 1
総 論

第1章　記憶、認知症、予防説とリハビリテーション

1）記憶の種類と記憶障害

　MCI（Mild Cognitive Impairment：軽度認知障害）や認知症の主な症状は記憶障害です。そこで、記憶や記憶障害の説明から始めます。私たちが成人するまでのさまざまな経験や学習はいくつかの記憶に分類され、後で思い出しやすいよう蓄えられます。現在、記憶は時間的な前後関係で分ける分類法と、カテゴリー別の分類法に大別されます。時間的分類には前向記憶、逆向記憶、近時記憶、遠隔記憶など、カテゴリー別分類には手続き記憶、エピソード記憶、意味記憶などがあります。意味記憶はさらに顔の記憶、地理的記憶、言葉の記憶などに細分化されます。MCI、認知症の人はこれらの記憶のいくつかが思い出せなくなったりして、生活や仕事に支障をきたします。

前向健忘／予定記憶の障害

　ある時点で脳外傷を受けたり、認知症を発症したとします。するとその時点から現在までの出来事は、病後の記憶です。その病後の記憶障害が前向健忘です。「記銘力障害」とも言います。重度の場合には何度聞いても病後の出来事が記憶できません。例えば40歳で発症し現在50歳であっても、40歳以後の記憶が蓄積されず、いつも「40歳」と答えます。認知症の多くもこの前向健忘から発症します。そのため、財布の置き場所などをいつも探したり、薬を飲んだことを忘れて再度飲んだりします。日々変わる日付は特に覚えにくくなります。さらに、私たちは「火曜日にはデイに行く」、「6月1日には診察に行く」など、予定を立てて行動しています。その予定を思い出すことを予定記憶（展望記憶）と言いますが、前向健忘があるとこの予定記憶も障害されます。その結果、受診を忘れるなど計画的な生活が困難になります。

逆向健忘

　一方、発症時から過去にさかのぼって忘れてゆくのが「逆向健忘」です。重度になるに従い、さかのぼって忘れてゆく期間が長くなります。例えば、最初は過去5年間だったのが、そのうちに20年間の逆向健忘になります。ある40代の交通事故後の女性は、過去約20年間の逆向健忘がでました。15年ほど前に車の免許を取ったのですが、「免許は持っていません。教習所に行ったこともありません」と主張していました。それは免許を取った25歳の頃の記憶（遠隔エピソード記憶と言います）をなくしたからです。

　5、6年前に結婚された夫婦ですが、その夫が7、8年間の逆向健忘症になりました。そのため、結婚や奥さん自体を忘れていました。「いつも親切に世話してくれますが、あなたはどちら様ですか？」

と奥さんに聞いていました。さらに、前向健忘もあるため、毎日教えられても覚えられません。そのうち「私の彼女はヨシコです」など、奥さんと付き合う以前の別の女性の名前を言ったりしました。多くの認知症では健忘が幼少時に向かってさかのぼります。このため、最後まで覚えているのが幼少時の体験や遊びの遠隔エピソード記憶であったりします。

即時記憶、近時記憶、作業記憶

即時記憶とはごく短い数秒から数分間の記憶です。例えば、電話番号を押し終えるまでの間だけ覚えておくことや、店で釣り銭をもらうまでの間、1万円札を出したことを覚えておく記憶です。一方、近時記憶は数時間、数日、数週間前の出来事などの記憶です。朝食や朝の電話の内容を忘れるのは、この近時記憶の障害です。認知症では一般的にこの近時記憶がまず障害されます。また、日常では複数の記憶を同時に使うことも多いです。例えば、古いアルバムを見ながら（逆向記憶）、予定の時間が来たら薬が飲む（前向記憶）などです。今、行っている複数の行動を覚えておくのは作業記憶（ワーキングメモリー）と言います。煮物をしながら掃除をしていたら鍋を焦がした、などはこの作業記憶の障害です。

カテゴリー別の記憶分類

記憶された内容の質的な分類法で、主に手続き記憶、エピソード記憶、意味記憶からなります。手続き記憶は水泳や車の運転など、体で覚えた記憶のことです。この手続き記憶は小脳などと関係が深く、認知症では比較的最後まで残りやすい記憶です。「昔とった杵柄」で、「忘れた」と言うも実際に道具をさわるとうまく使えたりします。エピソード記憶は、本人が過去に直接体験したことの記憶、つまり実際にその場所で本人が当事者としてかかわった体験です。戦争中の爆撃でその熱さや煙、匂い、音など五感で体験した記憶です。一方、戦争の情景をテレビで知った、他人から聞いた、本で読んだなど間接的に得た記憶、または知識は、意味記憶になります。

エピソード記憶

エピソード記憶は自叙伝記憶とも言います。自分はどこで育ち、どの学校を出て、どんな仕事をしてきたかなど、自分の生活履歴の記憶です。さらに先週の旅行先や昼食で食べたものなど、最近の行動記憶も含みます。新しく入ってきたエピソード記憶はまず脳の中心下部の海馬およびその周辺をぐるぐる回ることによって保持されます。したがって、この海馬やこの付近の障害は前向健忘や近時記憶障害を引き起こします。一方、新しい記憶も次々に来るため、1、2年間海馬の周りを回ったエピソード記憶は、頭頂葉やその内側などに移されます。したがってこの辺りに障害や萎縮が起こると、例えば5年前働いていた会社や、夫を7年前亡くしたことなどを忘れます。アルツハイマー病はこのエピソード記憶障害から始まります。

意味記憶

「資料記憶」とも言います。これは学校で習った、本やテレビで見たなど、他人やメディアを通して得た知識の集合のことです。たとえば、国連はニューヨークにある、織田信長は本能寺で死んだ、地球は丸いなどの知識です。これらは直接国連を見たり信長に会ったのではなく、教科書やニュースなどを通して間接的に得た知識です。一方、ニューヨークで国連を見た人、信長に会った人にとってはエピソード記憶です。つまり、個々人の経験によって何が意味記憶で、何がエピソード記憶になるかは異なってきます。初期のアルツハイマー型認知症などは、直前の昼食の内容を忘れます（エピソード記憶障害）が、趣味の歴史の話など（意味記憶）はよく残っていて詳しく説明できたりします。

他の動物の記憶のほとんどは、エピソード記憶でしょう。例えば、鳥が餌の隠し場所を覚えているなどです。一方、人間は言葉、文字、ラジオ、テレビなどいろいろなメディアを発達させてきました。その結果、自分で体験できるエピソード記憶の数千、数万倍の意味記憶を持つようになり、それが大脳の発達につながったと思います。さまざまな意味記憶がありますが、以下エピソード記憶との対比で考えてみましょう。

顔の記憶

相貌記憶とも言います。これは家族などの身近な顔（エピソード記憶）と、有名人などの顔（意味記憶）の記憶に大別されます。身近な顔のエピソード記憶は、逆向健忘のため最近知りあった人、生まれて数年の孫、最近結婚した息子の嫁の顔などが忘れやすいです。重度になってくると、奥さんを見て「あなた誰？」などと言い出します。息子が夫の若い頃に似ていると、息子を夫と勘違いしたりします。

会ったことのない有名人の顔の（意味）記憶をなくすと、好きだった芸能人がテレビに出ていてもわかりません。ゴルフ好きのある患者さんは有名ゴルファーの顔が判別できなくなりました。しかし、その人のスイングを見ると誰か判断できました。これは、顔、動作、経歴などの記憶はそれぞれ別に保存されているからです。しかし、障害が重度化してくると顔のみでなく、動作や経歴なども忘れます。

地理と情景の記憶

住んでいる町内の風景や自宅の外観などの記憶（エピソード記憶）と、地図上の都市の位置や有名建造物の知識（意味記憶）などがあります。前者は自宅のトイレの場所や駅までの道順など、方向の記憶も含まれます。自宅やトイレの外観の記憶を忘れると、自宅やトイレの前を通り過ぎてしまったり、街中で迷子になったりします。また、認知症の人が実家に帰っても意外に落ち着かないのは、家の周囲や室内の外観が昔と違っているためです。一方、エジプトに行ってないのに写真から「ピラミッド」の名前が言えたりするのは意味記憶です。

物の記憶

　ある物が何かを認知するためには、その物の原型的な記憶と、今見ている物とが照合されなければなりません。原型記憶を無くすとその物が何か、認知できなくなります。比較的新しく世に出たものなどがまず認知できなくなります。洋式便座が何かわからなくなった人も、昔の和式便器はわかったりします。石鹸や冷凍食品をかじったりする認知症の人もいます。食べ物の臭覚や温度の記憶も薄れ、食物と非食物の認識が困難になってきたからです。一方、「箸」はわかっても（意味記憶）、他人の箸を使ってしまうことがあります。これは箸のエピソード記憶の障害です。

関連トピック　抽象的な意味記憶はどこにある？

　意味記憶には例えば明治維新、ピタゴラスの定理、三権分立などの抽象的な概念も含まれます。ある脳腫瘍手術後の女性は自分の過去や家庭のこと、すなわちエピソード記憶はよく覚えていました。「成績優秀で卒業式で総代として挨拶した」など詳細に話します。一方、検査では織田信長、湯川秀樹などの意味記憶を喪失していました。「織田信長なんて聞いたこともない」、原爆については、「原爆？　何ですか？」と聞き返してきました。説明すると「そういえば、関西の私の家の近くに落ちた」と答えました。つまり、本人が体験しなかった「原爆」という意味記憶を忘れていたのです。文献的には世界で3番目の症例でした。抽象的な意味記憶は脳の両側頭葉、特に左側の中側頭回中部に関係していると考えました（Yasuda et al. 1997, 安田 2003a）。fMRIでは知人（エピソード記憶）と、会ったことのない有名人の名前（意味記憶）は脳の活動部位が一部異なっているとされます（川島 2003a）。

記憶障害のまとめ

　意味記憶は、社会的に皆が共有している記憶で、側頭葉と関係が深いです。側頭葉が萎縮してくるピック病などは、そのため、意味記憶障害が目立ってきます。加えて、買い物をしても支払わない、人の物を無断で持ってくる、毎日同時刻に同じことをする、刺身にマヨネーズをかける、など常識に欠けた行動や社会的認知障害が生じたりします。一方、アルツハイマー病などは初期のうちはこれらが保たれるため、地域では評判が良かったりします。

　認知症の人の中には、テレビでハワイの紹介番組を見たあと、今からハワイに行こう、相撲を見ていたら玄関からお相撲さんが入ってくる、と言い出す人がいます。テレビ番組の内容などはメディアを通して見ているため、意味記憶として扱われるべきものです。しかし、これらの場合には意味記憶とエピソード記憶の違いが希薄になっているのでしょう。図1-1はアルツハイマー病を例にした各記憶障害の発生順序の模式図です。詳しくは文献中の参考図書を参照。

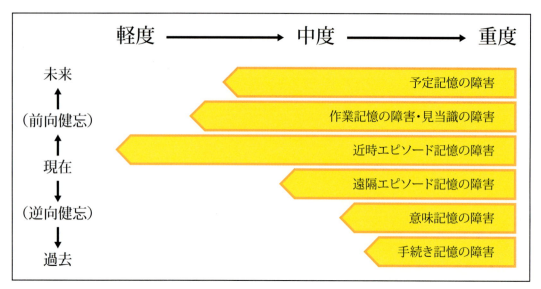

図1-1　各記憶障害の発生順序：アルツハイマー病を例として

関連トピック　なぜ人の名前は出にくい？

　高齢になると人の名前が出にくくなります。日常の物品名（一般名詞）に対しては、例えば「新聞」を「本」と名付けることは許されません。何を「新聞」と呼ぶかは言語的「意味」が決められているからです。ところが人名（固有名詞）は自由につけられます。その結果、やせた人の名前が「太（ふとし）」であったりします。つまり、固有名詞とはある人を指し示すだけで、その名詞の「意味」とは相関しないことがほとんどです。そのため人名などは「意味」からの類推ができにくく思い出しにくいのです。固有名詞の「富士山」は「日本一高い美しい山」ですが、これは言語学的には「意味」でなく「属性」です。理由は、大噴火すれば高さや姿は変わるからです。筆者は人名などは左側頭葉の内側の紡錘状回や海馬などに関係し、これらの部位の加齢による機能低下で人名想起が困難になると考えました（Yasuda et al. 2000, 安田 2003a）。左半球の側頭葉外側には言語中枢があって、ここが障害されると、固有名詞や一般名詞の想起のみならず、それらの意味も理解できなくなる失語症が起きます。前頭側頭型認知症では、この失語症から発症することもあります。

2）認知機能検査

　MCI（Petersen et al. 1999）や認知症の診断の際、どんな検査をするかは重要です。実際に、簡単なスクリーニング検査のみで「記憶は年並みです」などと診断された、数多くのMCIや軽度認知症の人を見てきました。早期発見は服薬のみならず、対処法習得の促しにつながります。前院の千葉ろうさい病院では2004年"リハビリテーション科"にもの忘れ外来を開きました（第8章参照）。それは、MCIや認知症の早期発見と、Assistive Technology（AT：支援技術）を活用した生活支援リハビリテーションを目指したからです。MCIの診断基準はさまざま提唱されていますが（日本神経学会 2017）、前院の認知機能検査とその結果表などを紹介します。

Mini Mental State Examination（MMSE）

　MMSE（Folstein et al. 1975）は30点満点の認知症スクリーニング検査で、27−24点がMCI、23点以下が認知症の疑いとされます。しかし、MMSEで満点に近い点を取った人が、以下の認知機能検査で明らかな低値を示すことも多いです。長谷川式簡易知能評価スケール（加藤ほか1991）も30点満点で、20点以下が認知症とされますが、同様な見落としが指摘されています（山口 2010）。

かなひろいテスト（金子ら1986）

　平仮名で書かれた物語を読みながら、同時に文中の「あ、い、う、え、お」に○をつけていく検査です。読みながら特定文字のチェックという2つの課題の遂行、つまり作業記憶や注意力を測る検査です。作業記憶は脳の前頭葉と関連が強く、前頭葉の障害が疑われる方でこの検査の成績が低値を示すことがあります。

標準言語性対連合学習検査（日本高次脳機能障害学会 2014）

　「男−女」、「酒−ビール」など互いに関係する語を覚える有関係対語検査です。10対語の提示後、試験者が「男」と言って「女」などと答えてもらいます。一方、「犬−マイク」、「畳−時計」など10対の無関係対語検査もあり、これは難易度がかなり高くなります。その結果、有関係対語検査は満点だが、無関係対語検査で0点という人も多く、MCIや軽度認知症の検出に極めて有効です。

論理記憶

　日本語版ウエクスラー記憶検査（WMS-R：Wechsler 杉下訳 2001）の下位検査で談話2題（各題約30秒）の内容を覚えます。聞いた直後に内容を思い出す直後再生と、30分後に思い出す遅延再生課題からなります。MMSEが満点でもこの遅延再生で極端な低値を示す人もいます。短時間で軽度の近時記憶障害が検知できる優れた検査です。MCIや軽度認知症はこのような談話の記憶を必ず検査すべきです。

> ### 関連トピック　もっと長い談話の記憶は？
>
> 　日常では2時間程度の講演や映画を見聞きすることも多いです。筆者は失語症の人や健常者などの長時間談話の記憶（再認課題）を検討しました。約1分間のラジオニュース、6分間の4連続ニュース、30分間の談話などで、研究用の素材の長さとしては現在でも最長のようです。健常高齢者は6分間の連続ニュースで、後半に行くほど内容の記憶が困難になる、若年者はその逆の傾向があるなど、興味深い結果を得ました（安田 2003a）。2009年Bonini らが追試しています。WMS–Rの論理記憶はMCIの検出に有効ですが、さらに長い談話の直後、1週後、1か月後の遅延再生などを検討すれば、MCI以前のプリクリニカル期（前臨床期）の検知ができるかも知れません。インターネットなどで年1回これらの記憶検査を行えば個人の年次逓減率がわかり、超早期からの記憶力の低下の始まりがとらえられる可能性があります。

Rey-Osterriethの複雑図形（Rey図:Meyers et al. 1995）

　建物の平面図のような複雑図形の模写と、30分後に思い出して書く遅延再生に分けられます。MCIでは模写はほぼ可能ですが、遅延再生がしばしば困難です。上記の言語性の記憶検査が良好でも、この視覚的記憶検査であるRey図で低値を示す方がいます。健常者のデータは山下（2007）から得ました。

その他の検査とアンケート

　標準失語症検査（SLTA：標準失語症検査制作委員会 1977）から、呼称、口頭命令、計算を施行しています。呼称や口頭命令などは軽度の認知症ではほぼ満点ですが、前頭側頭型の認知症ではこれら言語関連検査が他の記憶関連検査と比較して、不釣り合いに不良なことがあります。

　Noise pareidolia test（Yokoi et al. 2014）は、壁のシミのような図形を見せ、その中に人の顔があるかを聞くもので、シミの塊を「顔に見える」と答えた場合を異常とします。幻視を訴えるレビー小体型認知症疑いの人に施行します。

　アンケートは、物忘れスピード問診票（唐澤他 2014）とDASK–21（粟田 2015）を家族、できれば患者にも実施し差を比較します。うつ病検査としては「うつ」、「不安不眠」、「身体的訴え」などの程度がそれぞれ把握できる、日本版GHQ（中川ほか 1985）を使っています。

検査結果の提示と実際の症例

　以上の検査結果は、図1 – 2 – 1の物忘れ外来検査報告のように、"見える化"しています。各検査ごとの年齢別標準偏差値（SD）から、年代別健常者平均点の−1SD以下を危険域として灰色で

図示し、MCIの早期発見の尺度としています（MMSEはSDが不明なため除外）。この図を介護者と本人に見せ、希望があれば印刷をして渡します。

　症例1は、MMSE29点で、その他の検査でも年齢平均以上の得点でした。もの忘れの訴えやVSRADで脳の萎縮があるものの健常と診断された方です。症例1はMMSEが27点でしたが、WMS-R（論理記憶）の遅延とRey図の模写と遅延が−SD1以下（灰色域）と不良（図1-2-2）、図1-2-3の脳血流検査で両頭頂葉の血流低下があり、MCIと診断、1年後の再検査になりました。症例3はMMSE25点、かなひろいテストとSLTA以外は−SD1以下（灰色域）、脳血流検査では頭頂葉と後部帯状回の血流低下があり、アルツハイマー病の診断を受けました（図1-2-4）。症例4は72歳時と73歳時、2回検査を行いました。いずれも、記憶障害に加え、SLTAの口頭命令と呼称が極端に不良だった方です。一方、Rey図は模写、遅延とも保たれていました。MRI及びSPECTでは左側頭の萎縮が見られ、前頭側頭型認知症の診断を受けました（図1-2-5）。

認知機能検査のまとめ

　日本神経学会（2017）は、MCIはMMSE単独でなく、MoCA-J（Montreal Cognitive Assessment-Japanese version）の併用や、複雑な記憶検査の追加でより診断しやすくなる、としました。しかし、MMSEとMoCA-Jを併用した場合でも、記銘課題は3〜5単語の遅延再生のみです。前院の千葉ろうさい病院では標準言語性対連合学習検査、論理記憶、Rey図の3つの記銘検査を追加しています。理由はそれぞれの検査のみに低下をしめす人がいるからです。MCIはこれら3つの記銘検査をすることで、より早期に発見ができると考えています。一方、軽度の認知症の検出にはMMSE、またはMoCA-Jに語列挙課題などを加えることが推奨されています（日本神経学会 2017）。

　最近は、タブレットを使う認知症スクリーニングテスト「CADi2」（小野田ほか 2014）や、スマートフォンによる認知症テスト「Moffワスレナグサ：Moff」が無料でダウンロードできます。これらが定期検診時、さらには薬局やコンビニなどに置かれ、経時的に検査が受けられると低下傾向が把握できます。電話による有料のMCIへのスクリーニングテスト「簡易認知機能スケール　あたまの健康チェック：ティーペック」もあります。

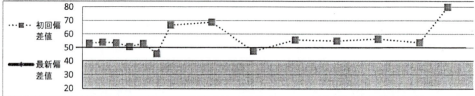

図1-2-1 物忘れ外来検査報告 症例1

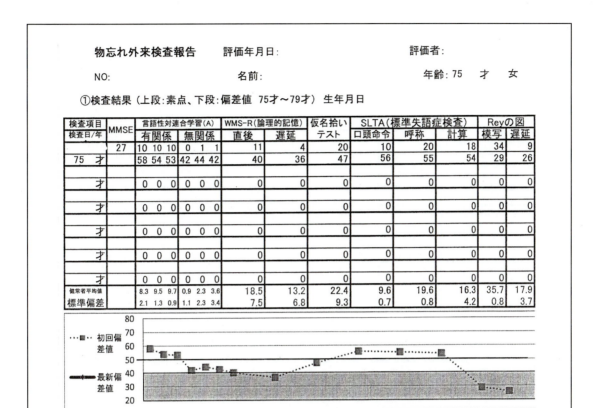

図1-2-2 物忘れ外来検査報告 症例2

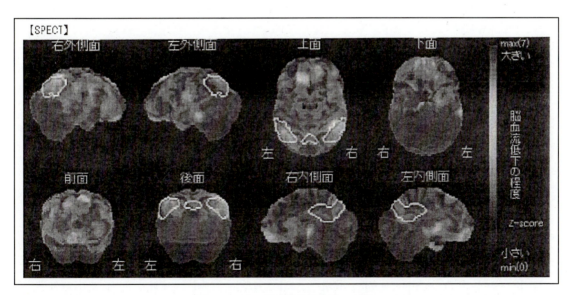

図1-2-3 脳血流検査結果 症例2

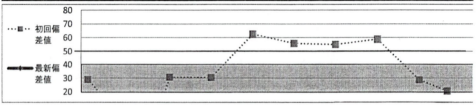

図1-2-4　物忘れ外来検査報告　症例3

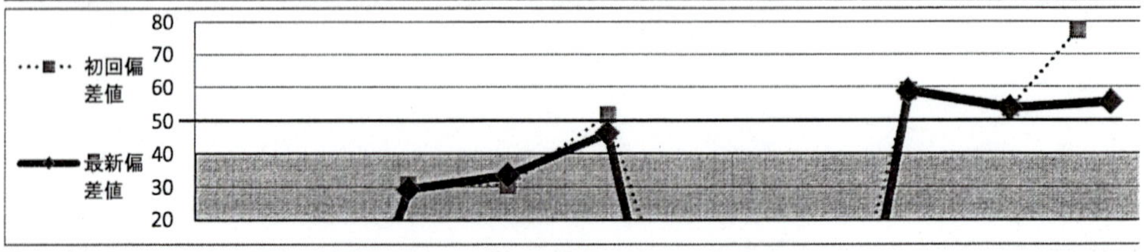

図1-2-5　物忘れ外来検査報告　症例4

3）MCI・認知症の定義と病態

　認知症の診断基準は、MIA–AAでは「仕事や日常活動に支障、遂行機能の低下、記憶障害、判断障害、視空間認知障害、言語障害、行動障害」などがあることです（Mckhann et al. 2011）。この基準に対し「日常生活や社会生活に支障をきたすという基準は、家庭生活が営めれば良い人と、仕事で高度な判断が要求される場合などのように、脳の病的変化が同じであっても生活環境によって診断が変わってくるため、極めて非科学的な概念と言わざるをえない」との指摘があります（認知症予防学会 2013）。患者によっては幻覚、妄想、徘徊、異常な食行動、睡眠障害、焦燥、暴言・暴力などのBPSD（Behavioral and Psychological Symptoms of Dementia：認知症の行動・心理症状）がでます。

認知症の種類

　認知症や認知症様症状をきたす疾患や病態は13に大別されますが、主なものは中枢神経変性疾患（アルツハイマー病、前頭側頭型認知症、レビー小体型認知症など）と血管性認知症（多発梗塞性認知症、小血管病変性認知症など）です（日本神経学会 2017）。慢性硬膜下血腫、甲状腺機能低下症、ビタミン欠乏症、血糖異常、薬物性等のように適切な治療・処置で治療が可能な病態もあります。

　血管性認知症の危険因子は、運動不足、肥満、塩分、飲酒、喫煙、高脂血症、糖尿病、心疾患などで従来の生活習慣病と同じです。したがって、これらの危険因子を減らせば、脳血管性認知症の予防効果はある程度期待できます（山口 2010）。井古田（2016）はタバコや塩分の摂取量を減らす政策の結果、英国では血管性認知症が増加しなかった、としています。問題は中枢神経変性疾患による認知症で、この中のアルツハイマー病が日本では認知症の多くを占めています。現在、根本的治療薬はなく、認知症の進行を数年間抑制するとされる薬が4種類認可されています。参考図書を参照。最近ではMCI以前のプリクリニカル期（前臨床期）の検査も検討されています。

MCI（軽度認知障害）

　MCIは「もの忘れがあり本人も自覚、周囲の人からも指摘され、検査で記憶障害が認められるが、認知症と異なり日常生活は自立している状態」とされます（井古田 2016）。同じ話を繰り返す、蛇口などを閉め忘れる、猜疑心が出る、長年の趣味をやめるなどが兆候です（田北 2006）。最近、MCIでは家電の使用や金銭管理などの手段的日常生活能力（Instrumental Activities of Daily Living：IADL）の低下が報告されています（大内ほか 2013）。認知機能検査ではWMS–Rの論理記憶などでその低下が明らかになります。4年以内に50％が認知症を発症する一方、逆に改善がみられ健常になったりする例も40％程度あります（朝田 2016）。精神疾患や脳血管障害などほかの原因によるMCIも含まれるからです（新井ほか監 2006）。通常、MRIでは異常が見られませんが、脳血流検査で異常が検知できる場合があります。

MCI診断のための数値的基準として、Petersen（1999）は記憶力が健常者の年代平均より−SD1.5以下であることを診断基準にしました。一方、Busse et al.ら（2006）は−1SD以下、NIA-AA（日本神経学会 2017）では−1SDから−1.5SDとしました。千葉ろうさい病院の「物忘れ外来検査報告」も−1SD以下をMCIの危険域として灰色で表示しています。経験的に筆者は−1.2SD以下が適当な印象を持っています。

　しかし、もともと記憶力は個人差が大きく、一律な基準設定は困難です。筆者は健常高齢者の記憶力年代別逓減率を調べ、ある個人の一定期間の記憶逓減率が標準逓減率より下回ってくると危険、という方法で判断すれば良いと考えています。例えば、健常者の年代平均を下回ると危険、という単純な考え方によると、図1-3の症例Cは発見が容易ですが、症例Bはやや困難、もともと記憶力が良かった症例Aはさらに困難となります。つまり症例Aのようにもともと記憶の良好者が、最近、急に健常者の平均値まで記憶力が低下しても、問題なしと判断されてしまう危険性があるからです。記憶力の定期的検診を行い各人の逓減率データから判断するのが理想です。

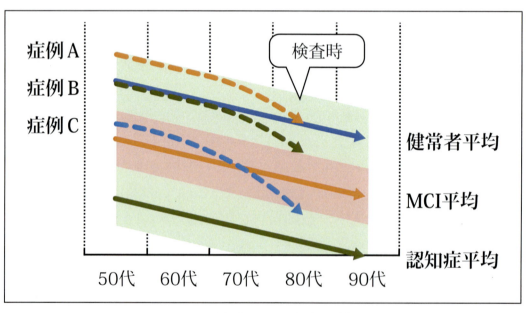

図1-3　認知症、MCI・認知症の関係図

4）認知症予防説の検証

　現在、高齢者や家族の認知症への不安を反映し、さまざまな予防説や脳活性化説、健康食品などが喧伝されています。それらを検証してみましょう。医学的には、ある論文で効果が報告されたから、その薬や治療法にエビデンスがある、とは到底言えません。その論文は科学的に妥当か、他の多くの信頼できる論文でも認められたかなど、医学界には厳しい評価基準があります。この基準に従い、その薬や治療法の推奨グレード（1：強い、2：弱い）と、エビデンスレベル（A：強、B：中、C：弱、D：とても弱い）が評価されます。この組み合わせにより、例えば1Aは「強い推奨、

強い根拠」、2Cは「弱い推奨、弱い根拠」、となります（日本神経学会 2017）。健康や命に関わることから厳しいのは当然です。

　さらに、医薬品のみならず音楽療法などの各種療法、魚油、イチョウ葉、各種サプリ、食品などを中立の立場で評価するサイト、Cochrane（コクラン）Libraryがあります。幸い日本語の翻訳サイトもあるので参照して下さい（https://www.cochrane.org/ja/evidence）。日本の関連6医学会が作成した「認知症疾患治療ガイドライン2017」（日本神経学会 2017）はQ&A形式で医師以外の人にもわかりやすく、これらのエビデンスレベルを明示しています。"健康食品"に関しては、国立健康・栄養研究所のサイト「健康食品の安全性・有効性情報（https://hfnet.nibiohn.go.jp/)」をご覧ください。マスコミや本で有名でも信頼性があるとは限りません。もの忘れ外来やかかりつけ医にまず相談して下さい。

関連トピック　物忘れ改善薬に厚労省が注意喚起

　2017年7月7日付朝日新聞によると、最近、中高年のもの忘れ改善をうたう医薬品の販売が続いている、ただ「加齢による中年期以降の物忘れ」と認知症は異なる、もの忘れでも日常生活に支障が出るなど、認知症が疑われる場合には早期に医療機関を受診する必要がある、厚労省はメーカーに対し、「適切な医療を受ける機会が失われないよう、注意喚起を含めた配慮を求めている」、とのことです。

サプリメントは認知症を予防する?

　現在、もの忘れや認知症を予防する、とするさまざまなサプリメントが出ています。しかし、サプリメント服用は鉄欠乏性貧血で鉄剤を服用したり、骨密度低下防止にカルシウム剤を服用するなど、不足物質の補充が目的であり、認知症の予防には無効とされました（日本神経学会 2012）。日本神経学会（2017）でも「特定の食物、栄養素、あるいは食事パターンが認知症の発症リスクを高めたり、抑制するという確定的な結果に至っていない」、としています。先日、ある50代の若年認知症の男性の妻から、「友人の勧めで病院で処方された認知症薬の服用をやめ、某研究所のサプリをひと月飲んだ。しかし、認知症が進行してしまい再びもとの認知症薬を飲みだした」と聞きました。広告や噂話には注意しましょう。

魚やワインは認知症を予防する?

　例えば、魚やワインなどが認知症のリスクや発症と関連するという報告があります。しかし、エビデンスは「2C：弱い推奨、弱い根拠」のままです（日本神経学会 2017）。具体的に検証すると、H19年水産庁の統計では魚の国別1人当たりの摂取量で、米国は日本の1/3です。2007国際葡萄・葡萄酒機構発表資料によると、ワインの国別1人当たりの年間摂取量でも、米国はフランスの1/5

程度です（安田 2016a）。もし、魚とワインの摂取が認知症の予防に効果があるとすれば、米国の認知症発症率が最も高くなるはずです。しかし、図1-4のように、北アメリカの有病率は西ヨーロッパに比べてほぼ差はありません（国際アルツハイマー病協会 2009）。つまり、魚やワインの摂取はその国の認知症の発症予防に寄与していません。認知症の疫学調査などで魚を食べる群と食べない群の比較で差があったとしても、国単位などの広い範囲では他の要因が混在し、相殺効果が生じるためでしょう。

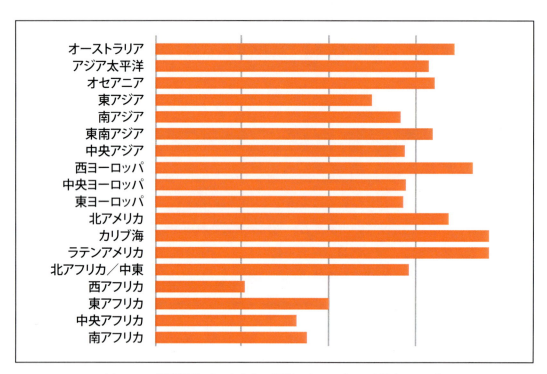

図1-4　地域別認知症の有病率　（国際アルツハイマー病協会、2009）

余暇・精神活動は認知症を予防する？

　社会参加や余暇活動、例えば園芸、料理、ダンスなどが認知症予防としてよく勧められます。しかし、もの忘れ外来には農家の方（園芸の専門家）、ダンス愛好家、数学教師、税理士、大学の教員、囲碁の民間有段者などが訪れていました。日本神経学会（2017）も「余暇活動の定義が明確でなく今後の解析が必要」とし、エビデンスも「2C」と低い評価です。文章を読む、碁、将棋、計算などの知的活動も高齢者の認知機能低下予防につながる可能性が示唆されています。しかし、松田（2017）は知的活動自体の他に、参加に伴う充足感、他者とのコミュニケーション、時間的経済的余裕や心身の健康状態、などの要因も検討すべきとしています。

脳トレーニング（脳トレ）は認知症を予防する？

　学習をすると前頭葉が活発化するとして、音読や計算ドリルの学習、いわゆる脳トレがマスコミなどで宣伝されています。例えば、川島（2003b）を参照。認知症への不安から、これらの脳トレ

を高齢者に勧める家族も多くいます。税金で脳トレによる"認知症予防"教室を行っている市町村もあります。これらは脳活性化による認知症（痴呆症）の改善法や進行予防法と言えます。"活性化した"脳画像も添えられ、科学的裏付けがあるように見えます。しかし、「脳ブームの迷信」で藤田（2009）が言うように、もともと脳は新奇なものに対し一時的に活性化しやすく、慣れてくると活性化しにくくなります。仮に、前頭葉が活性化したとしても、認知症の多くを占めるアルツハイマー病は頭頂葉やその内側、および海馬から萎縮が始まるもので、前頭葉ではないのです。一方、前頭側頭タイプの認知症では前頭葉の脳血流が低下する方もいます。ならばこのタイプの認知症に効く、という主張もあってもよさそうですが未だ知りません。

　確かに脳が不活性状態に陥らないよう、その機能は大いに活性化されるべきです。しかし、認知症とは神経細胞やその回路網に異常が生じ、その結果、脳の"活性"が障害されて記憶力の低下や日常活動の遂行が困難になってくる疾病です。不活性化は結果なのです。もし原因ならば、それまで元気に活躍していた方、特に若年認知症は発生しないでしょう。

　さらにアルツハイマー病の多くは、エピソード記憶の障害で始まります。例えば、さっき薬を飲んだか、約束した日時はいつだったかなどの障害です。したがって、真に活性化すべきはエピソード記憶なのですが、エピソード記憶が苦手な高齢者にとってそれらを思い出すのは困難、かつ苦痛です。一方、計算や音読は意味記憶や手続き記憶であり高齢者はもちろん、認知症でも比較的残りやすい記憶です。これらをやることで達成感が得られ、効果があるように感じるのでしょう。"学習"すべきは高齢者が悩んでいるもの探しや薬の飲み忘れなど、エピソード記憶障害への対処法なのです。

認知トレーニングは認知症を予防する?

　コンピューターなどによる認知トレーニングの試みも多数あります。Owen et al.(2010)は健康な18〜60歳、約1万人を論理的思考、計画、問題解決作業を行う群、コンピューターを使って脳トレソフトを行う群、ネットで複雑な課題を調べるの3群に分けて訓練を行い、6週間後の認知機能を評価しました。結果は各群とも課題ごとの成績は上がったが、課題とは無関係の記憶、問題解決、学習能力は向上しなかったとしています。MCIから認知症への進行を予防する手段として、認知トレーニングは有効であるとする報告と無効であるという報告があり一定していません（日本神経学会 2017）。最近は、社会貢献などのボランティア活動、デジカメなどを新たに習得する能動学習などが認知機能に及ぼす影響について研究されています（佐久間 2017）。

有効性の判定方法

　効果の判定として、よくMMSEなどの認知機能検査の得点が使われます。しかし、判定すべきは以上の訓練で実際にもの忘れなどが減ったか、つまり生活への般化があったかということです。もの忘れ外来では、半年、1年後、数年後によく再検査をします。"成績はかわりません"と言うと、家族から生活上は記憶力が低下していると、しばしば苦言を呈されます。要は認知機能検査では日常の記憶力を十分に評価できないのです。検査の繰り返しによる学習効果も否定できません（山口

2010)。最近は、進行が遅い嗜銀顆粒性認知症の存在などが知られており、最低5、6年は経過を見る必要があります。山口（2010）は、生活全般の行動観察尺度である高齢者用多次元観察尺度やZarit介護者負担尺度日本語版などを薦めています。筆者は後述のように、ある支援法が特定の行動を変化させた、例えば機器からの声掛けで、服薬忘れが減った、散歩に行く回数が増えた、など具体的な行動観察評価を行うべきと思っています。

関連トピック　エビデンスがあるRCT研究の功罪？

　現在、最も高いエビデンスが得られる実験方法は、RCT（Randomized Control Trials：無差異抽出試験）です。これは"真薬"を飲む人と飲まない人ではなく、"真薬"と"偽薬"のどちらかを医師も患者も知らないまま飲んでもらい効果を検証します。しかし、本書で後述するような非薬物療法へのRCT実験は困難が伴います。例えば"真の音楽療法"と"偽の音楽療法"をRCTで行うことはできません。また、非薬物療法の治療効果は患者の嗜好などに左右されますが（日本神経学会 2017）、RCT実験を優先するSystematic Review（系統的文献調査：筆者訳）でこれらは"機械的に"無視や軽視されがちです。これでは非薬物療法の今後の発展が妨げられる恐れがあります。Bahar-Fuchs et al.(2013)は非RCT実験でも方法的に妥当ならば、相応の評価が与えられるべきとしています。非薬物療法のSystematic Reviewについて、さらなる議論を望みます。

認知症予防説のまとめ

　米国国立加齢研究所（2009）は、「規則的な運動をする、果物や野菜が多い健康的な食事を摂る、社会的で知的な刺激になる活動に関わる、糖尿病を管理する、高血圧を下げる、高いコレステロールは下げる、健康的な体重にする」など、結局は従来の生活習慣病と同じ対処法を勧めています。The Lancet Commissions(Livingston et al. 2017)も同様の提言をしています。国内の認知症の人は2012年すでに462万人となりました（日本神経学会 2017）。世界にも、認知症患者は2050年には1億3150万になり、今後は先進国以外で激増するとされます。一方、MCIは65歳以上の15－25％とされます（日本神経学会 2017）。

　最近、神経細胞は年齢に関係なく脳の一部で新生しているという発見がありましたが、それは脳全体から見ればわずかな量です。40歳を過ぎると平均して10年に5％ずつ脳の神経細胞は減って行きます（米山 2010）。要は「認知症の最大のリスクは加齢であり、加齢を完全に予防することはできない。認知症も高齢化になればなるほど発症率が高まるので、一生の間認知症を予防する方法はない」（山口 2010）のです。したがって、多くの予防説は認知症の発症遅延効果が示唆された程度で（本間ら 2008）、認知症予防を謳っている成書（井古田 2016, 山口ら 2010）でも、「認

知症の予防とは真の完全予防でなく、発症の先送りを意味する」としています。つまり、先送りに成功してもいずれ認知症になる可能性は依然として残るのです。

最近は根拠のあるなしに関わらず誰でも情報発信できる世になりました。その結果、気軽に"認知症予防"を言う風潮が目立ちます。ある有名な"脳科学者"は、「飛んでいる蝶をおいかけると認知症予防になる」とテレビで公言していました。批判意見を付さないマスコミの一面的な報道にも注意すべきです。脳の活性化などで認知症が「予防できる」と信じ込むと、本人や介護者に予防への過剰な期待感を与え、適切な対処を妨げます。自分だけは認知症にならないなどと信じ込んだり、介護者が訓練をすれば良くなると信じてドリルを強制し、結果的に受診や服薬を遅らせます。「やめるとボケる」として事故の危険を顧みずに、運転を続けたがる本人や"家族"も多数います。「予防」という言葉の安易な使用は、認知症の人と家族の会の"認知症になっても安心できる社会を"という理念を無にしかねません。清原（2014）は60歳以上の高齢者が死亡するまでに認知症を発症する確率は、55％としています。この現実を見据えて、認知症になる前にどうすべきか、なったらどうすべきかを考えるべきです。

予防説が流行する原因の一つは、加齢、認知症、不活性化の関係が曖昧だからです。記憶力の低下を例に私の考えを図1-5に示します（安田 2008b）。加齢による記憶力の低下に加えて、認知症になるとより記憶力は低下します。さらに孤独、無気力、ストレスなどの不活性化要因が加わるとさらに低下します。しかし、この低下は二次的、廃用的なものであり、適切な刺激による活性化、例えば運動、学習や余暇活動の実施、生活態度の見直しなどで改善が期待できます。しかし、これはその時点で残っている能力の限度までの改善です。認知症自体の改善ではありません。何らかの活動でテストの点数が上がることもあるのですが、多くは廃用域内の改善でしょう。根本的治癒が困難な現在、多くの認知症は長期的には進行してゆきます。認知症がなくても記憶力は加齢で低下してきます。そこで、加齢や認知症で低下した能力を各種Assistive Technology（AT：支援技術）で補うのです。

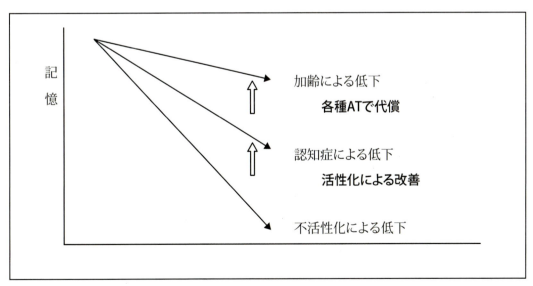

図1-5　加齢、認知症、不活性化の関係　（安田 2008b）から改変

> **関連トピック　高齢者教室でやるべきことは？**
>
> 　さまざまな高齢者教室が盛んですが、筆者はまず転倒予防の運動や、家の整理、エンディングノートをつけるなどの"終活"をまず学ぶべきと考えます。一方、低下してゆくエピソード記憶に対しては、後述の各種日記帳や、ウェアラブルメモ帳などの使用、IH（電磁調理器）や見守りシステムなどの安心・安全家電の導入、パソコン・スマートフォン（スマホ）などで日常行動の記録、予定のアラーム設定、位置ナビ、テレビ電話会話などが活用できるよう皆で学びます。その他の一般的な記憶の代償方法も、資料6、7などを参考に皆で実践し、記憶力低下への情報リテラシー（活用力）を高め合います。そして、MCIになっても相互に助け合うネットワーク（資料3）、例えば、遠隔支援テレビ電話ネットワークを友人間や地域であらかじめ作っておくのです。以上を支援するため計画中なのがもの忘れアドバイザー認定制度です（p.118）

5）MCI・認知症の人のリハビリテーション

　2015年の「認知症施策推進総合戦略：新オレンジプラン」（https://www.mhlw.go.jp/file/06-Seisakujouhou-12300000-Roukenkyoku/nop1-2_3.pdf）では、認知症の人に対するリハビリテーション（リハビリ）について、認知機能等の能力を見極めこれを最大限に活かして日常生活が自立、継続できるよう推進する、としています。リハビリの基本アプローチは、治療的、環境改善、心理的、代償的アプローチの4つですが、認知症のリハビリは2000年をだいぶ過ぎてからやっと始まりました。それでも前3者は成書がありますが、認知症への代償的アプローチの成書は未だになく、報告例も乏しいです（日本作業療法士協会 2017）。

　今までのリハビリは、主に脳卒中後などのある程度自然回復することが期待できる人に対して訓練を行い、その残存能力を活かすようにしてきました。認知症の場合には悪化が予想されるので、「リハビリをやってもすぐに悪くなるのだから」という暗黙のあきらめが根底にあったのでしょう。それがリハビリ界の認知症への関与を遅らせた大きな原因だと思います。今後は、リハビリ界が一致して、特に遅れている代償的アプローチの開発と普及に努力するべきです。現在は、認知症短期集中リハビリが介護老人保健施設などで行われていますが、机上の認知トレーニングが多いようです。今後、退院後の生活を正面に見据えた、後述のATの使用訓練などを勧めるべきでしょう。以下、リハビリにおける理学・作業療法士、言語聴覚士の役割を概観します。

理学療法士

　歩行練習を含む有酸素運動は、歩行、遂行機能、認知機能などの改善、睡眠や便通の順調化、参加意欲の向上、気分とQOL、精神状態の改善、不安やうつの軽減などの効果があります（寺谷ほ

か 2008）。さらに、運動は肥満防止、糖尿病や高血圧予防などで、脳血管性認知症の発生を抑える効果が期待できます（井古田 2016）。理学療法士の役割は廃用症候群の予防と改善、筋力・平衡機能の維持・改善、運動器の痛みの改善などを通し、起居や歩行能力を維持し、寝たきりや転倒を予防することです（日本認知症ケア学会 2005）。日本神経学会（2017）でも運動は積極的に推奨されています。しかし、認知症の人は意欲や自覚に欠けやすく、動機付けが重要となります。筆者は後述のように、散歩の時間になると、ICレコーダーから音楽を自動的に出力して意欲を刺激し、散歩の回数を増やした経験があります。実際に運動療法と音楽の相性は良くリズム、メロディーとの共活動は有用な反応を引き出します（寺谷 2008）。最近は、運動の催促をするスマホのアプリケーション（アプリ）もあります。腕輪型や時計型の歩数計もでています。もの忘れ外来で歩数を毎日記録する歩数表の配布や歩数計の貸し出しも有効でしょう。

　最近は運動と認知課題（計算などをする）を同時に行う運動などが提唱されています（Barnes et al. 2013）。筆者は「新聞読みスクワット体操」と「四方向足上げ歯磨き体操」を考案しました。後者は四方向に順に足を上げ、バランスをとりながら歯を磨きます。新聞読みや歯磨きは1日1回～数回行う日常行為であり、この時一緒にやれば、継続しやすいからです。詳しくは筆者のホームページ（以下HP）をご覧ください（https://gensoshi.jimdofree.com/、又は「安田清ホームページ」で検索）。

作業療法士

　作業療法士は日常生活動作、仕事・生産的活動、遊び・余暇活動などの向上を目的に、作業活動を用いて介入します。作業をすることで、心身の維持、意欲の維持を図ります。また生活場面のニーズを探り、生活歴、生活文化、認知や身体面の残存能力、人柄から目標設定をします（森田 2000）。IADLの状態も把握します（大内ほか 2013）。認知症の人は転倒・転落、熱傷、失火などの家庭内事故の発生率が高く、照明や手すりの取り付けなどの環境支援、福祉用具などの活用をすすめます（日本認知症ケア学会 2005）。重度の認知症でもピアノが弾けたり、編み物や大根の千切りができるなど、手続き記憶の再習得は可能なことがあります。これらの「手続き記憶」は潜在能力を引き出す「なじみの作業」の理論的な背景です。重症な認知症の人に対しても、楽しく集中できる作業を提案することが求められます。拡大日常生活活動（AADL：Advanced Activities of Daily Living）は友人との交流や趣味、社会活動などのQOLに関連したADLです（貝塚ほか 1999）。このAADLはMCIの初期に継続困難になりやすく、それに対する支援も重要です。

言語聴覚士

　言語聴覚士はMCIや認知症、失語、失行、失認などの高次脳機能の評価、コミュニケーションや記憶の訓練、摂食・嚥下障害への指導などをします。現在、言語聴覚士とMCI・認知症とのかかわりは認知機能評価で終わることが多いです。今後は各種ATの開発や適用などを、積極的に行うべきでしょう。

言語聴覚士が行うことが多い記憶の訓練法としては、従来、内的ストラテジー（例えば買い物予定のレタス、大根などを頭、首などに割り当ててゆく）、誤りなし学習（正反応のみを学習する）、間隔伸張法（例えば顔写真の人の名前を覚え、それを5秒後、次は10秒後と伸ばしてゆく）などがあります（藤田ほか 2009）。しかし、これらは健常高齢者には可能でも、MCIや認知症の人への適応は困難でしょう（Bourgeois 2014）。Real Orientation（RO）は現在の日時や場所を覚えてもらう見当識訓練です。認知刺激療法はROから発展してきたもので、集団活動や話し合いに参加し、全般的な認知機能の強化を目的としますが、エビデンスレベルは、2Cと高くありません（日本神経学会 2017）。

　Bourgeois（2014）や筆者は、記憶能力自体が低下している人、もしくは今後低下が予想される人には、記憶力や記憶法の訓練をするよりも、記憶の低下をなんらかの手段で補う、すなわち代償的アプローチの方が、日常生活への般化と継続性が期待できると考えます。例えば、日にちを覚える訓練をするよりも、日付が書いてあるカレンダーを見る訓練をするのです。

6）Assistive Technology（AT：支援技術）による生活支援

　いままでの対処法の多くは、認知症の症状を介護者に説明し、受容的態度で接することを説いています。例えば、「外出は止めないで、後からついて行く」、「何十回と同じことを聞いてきても、やさしく答える」などです。これらは、心理的受容アプローチといえるでしょう。確かにこれは接し方の基本で、そのように振舞える介護者はいます。しかし、最近は、核家族化、貧困化がすすみ介護者の人的、経済的余裕がなくなってきています。何十回と同じことを聞かれて、どれだけの方がやさしく答えられるでしょうか？　やさしく答えられない介護者が多いから、問題なのです。仕事で疲れた介護者に「外出は止めないで、後からついて行く」ことを求めるのは酷でしょう。介護者の受容を越えると、虐待や介護放棄につながります。受容以外に方法がない場合も多いですが、他の選択肢も関係者は模索、提案するべきです。その一つが本書で主張する、生活支援を目的としたATによる代償的アプローチであり、これがMCI・認知症の人のリハビリテーションの要と考えます。

MCI・認知症は情報障害

　MCIや認知症の中核症状は記憶障害です（安田 2007a）。筆者は記憶障害とは情報が覚えられない（蓄えられない）、検索できない、活用できない、などの"情報障害"と考えます。例えば、トイレの位置情報が検索できないために失禁に至る、退職したという履歴情報が覚えられず出勤しようとする、直前に置いた財布の位置情報を忘れ探し続ける、妻の最近の顔の情報を覚えられず他人と勘違いする、などの情報障害でさまざまな症状が生じます。

　したがって、MCIや認知症支援の原則は情報障害に対し、本人が必要としている情報を適宜、速やかに本人に提供することです。すなわち、トイレに接近したらトイレの場所を知らせる、出勤しようと玄関に接近したらその必要がないことを伝える、同じことを聞いてくる前にその情報を事前

に知らせる、時々妻の若い頃の顔を提示して夫に思い出してもらうのです。そのためには、ATや情報工学の活用が不可欠となります。

　しかし、情報がなくすでに不安でパニックに陥ってしまっていると効果がありません。したがってそのような状況に陥る前、まだ落ち着いている時に、必要な情報を先行して提供します。いわば「情報先行提示法」です。また、正しい情報を与えても納得しないことが多々あります。例えば、「ここは自分の家ではない。今から帰る」などと言い出した時、「ここが今の家ですよ！」でなく、「今日は娘のうちに泊まりに来ています」というような、"本人が納得できる"情報を提示します。もちろん、必要に応じて情報を繰り返します。情報を提供するのはメモ帳、日記、ICレコーダー、人形、スマホなどさまざまなATです。工藤（2015）も介護者の立場で、有益だったグッズを紹介しています。提示される情報は音声のみでなく音楽や映像、将来は振動や香りも可能になるでしょう。

人間と情報の歴史

　パソコンなどでも記憶（メモリー）自体はパソコンの中にある必要はなく、USBなどの外付け記憶媒体も盛んに使われています。もともと文字も頭の中に覚えておくべき物語などを、脳以外の石や草、さらには紙に記録しようと開発された記憶の代償手段の一つです。実際、文字がない民族ではその民族の歴史などを覚えておく"記憶"専門家がいたそうです。文字、メモ帳、USB、SDカードなどは外的記憶補助手段、または記憶代償手段と言います。健常者さえこれらのATを使うわけですから、記憶の障害がある人は、なおさらATで記憶を残すようにすべきです。つまり脳内に記憶が蓄えられなくなったら、外に蓄えればよいのです。時々、日記をつけるとかえって記憶が悪くなると言う人がいますが、すでに記憶が悪くなっている人には的外れな主張です。仮に今は悪くなくても、いずれ加齢で記憶力は低下するからです。

ATの活用

　リハビリの理学療法や作業療法では、さまざまな補助具が使われてきました。例えば、車椅子、松葉杖、補装具、手足が不自由な人向けの生活用具など、枚挙不能なほどです。足や目が悪い人に杖やメガネの使用を勧めるのと同じように(Bourgeois 2014)、MCIや認知症の人、介護者に対しても、同じことを何度も聞かないで（聞かれないで）すんだり、薬の飲み忘れが防げるATが提供されるべきなのです。残存能力とATを活用し、生活やQOLの維持を図ることは、MCI・認知症のリハビリでも同じことです。理想的にはMCI・認知症になってもなるべく困らないよう、健常のうちから記憶障害を代償してくれるATに予め習熟しておいてもらうのです（資料6、7）。

ATの有効性

　Greenaway et al.（2013）は、カレンダーやノートに予定などを記入することが、MCIのADLや達成感を向上させ、介護負担を軽減する効果を示唆しました。しかし、現在までのATによる対処法は、家計簿や日記をつける、メモをつける、日めくりカレンダーを利用する、1日の予定をボー

ドに書いておく、アルバムを見て人生を再学習する、棚などに細かくラベルを貼る、トイレにわかりやすい表示を行うなど、ごく簡単なものでした（本間ほか 2008：日本作業療法士会 2017）。

　一方、10年ほど前のもの忘れ外来では、火の消し忘れによる鍋焦がしや、風呂水の止め忘れなどの困りごとが寄せられました。しかし、空焚き防止センサーや風呂水の自動給水停止装置の普及で、最近ではほぼ聞かなくなりました。結果としてこれらがATとなり、記憶障害による問題行動を減らせたのです。最近は、GPSで居場所、Bluetoothで探し物検知などができています。スマホや見守りカメラのような高性能な機器も安価で市販されるようになりました。家庭でもATによる幅広い対処が行えつつあるのです。

　ようやく2017年、Lancetは認知症支援への10の主要メッセージの10番目に「Technology」をあげ、認知症の診断、日常観察、治療、介護者支援にATが使われるべきとしました（Livingston et al. 2017）。「認知症疾患診療ガイドライン2017」でもエビデンスレベルは2Cと低いながらも、ITを活用した支援器の導入やカレンダー・ノートの練習が初めて推奨されました（日本神経学会 2017）。2003年筆者が認知症関連学会や介護者会の幹部にTechnologyによる支援を提案した時は、怪訝な目で見られました。それを思えば隔世の感があります。

ATのさらなる開発を

　機器にはやさしさがない、という一般論を言う方も多いですが、MCI・認知症の人の気持ちはどうでしょうか？　ある方は毎朝、ICレコーダーからの私の声に"挨拶"したいため、ICレコーダーの前で座って待っていました。「家族以外に自分のことを気にかけてくれる人がいることが嬉しい」と、言ってくれました。最近のテレビ電話を使えば、何度でも遠隔で親しい人と顔を見ながら話ができます。使う動機が支援であれば、機器を介して言うか、人が直接言うか、あるいは遠隔で言うかは手段の話なのです。遠隔会話が可能ならば、それで会話の機会を増やすこともやさしさなのです。より良いATを探しに出歩く、ネットで検索する、試作を重ねる、適応法を考えることも、本人のQOLを支えるやさしさなのです。

　MCI・認知症になったからといって、急に何もできなくなるわけではありません。残されている能力とATを活用し、軽度の人は仕事継続、中度の人は生活自立、重度の人には楽しみやコミュニケーションを支援する方法を考えていきましょう。ただし、機能低下を呈した脳の場所や症状は異なります。そのため、ある人への対処法が有効でも、他の人には無効ということがあります。ですから100人の障害に対して、100通りの方法が用意されているのが理想です。そのため、我々臨床家は100通りの提案ができるよう、ローテクからハイテクまで幅広いATの開発や、それらの活用例をあらかじめ考えておくのです。

　ATを使ったら、認知症の進行は予防できるのか、という質問もよく受けます。しかし、ATは持っている能力の補完や代償であり、結果としてQOLは上がっても、病気の進行とは本質的には関係ありません。種村ら（2016）はアンケート調査で、認知症群が認知機能の低下により家電などの機器操作が困難になっていく実態を明らかにしました。認知症が進行する場合には、いまだ使える

ATで残存能力を最大限生かしつつ、進行に合わせてATを変えてゆくのです。介護保険のサービスも縮小される中、核家族化が進み本人、介護者にはますますストレスがかかってきます。MCI・認知症の対処に否応なくATの活用が今後求められてきます。医療や介護職のみならず、工学、デザイン、心理、服飾などの分野の研究者と幅広く連携しながらより良いATや適応法を開発していきましょう。

　本書2章以下で紹介する実験の多くは、RCT（Randomized Controlled Trial：無差異抽出試験）でなく、介入法実施前後の行動変化をみる事例研究です。このためエビデンスレベルは低いのですが、本書は今後の研究のためのアイディア集という目的も持っています。また、企業や、他の研究者による市販品を除いて私が開発したATは特許、実用新案、意匠登録などの申請はしていません。

　このため後に続く関係者がこれらを自由に作成、適応し、実施例を重ねることで、提案した介入法やATのそれぞれの効果と適応範囲が明らかになることを期待しています。

第 2 部
Part 2

Low-Tech（ローテク）支援

2章　各種ローテクATによる生活支援

　AT（Assistive Technology）の中で手作り可能で、電源が不要な記憶補助具はLow-Tech（ローテク）ATとしました。本章は、主に筆者が開発したローテクATと、それらの適応事例を交えて紹介します。なお、以下の記憶障害とは、MCI、認知症、頭部外傷後や脳疾患後などの高次脳機能障害のある人、高齢によるもの忘れ、などを含みます。

1）記憶障害向け専用日記：新記憶サポート帳

　仕事上の取引や会計業務は、文書にして残すことが義務です。記憶障害のある人でメモや日記がまだ書ける方はなおさらです。日記を書いておき、忘れた時に日記を見て思い出せるようにしておくことは、記憶障害の最初の対処法です。しかし、ただ「日記やメモをつけなさい」と指示するだけでは、不十分です。なぜならば市販の日記帳は健常な記憶を持つ人向けで、そもそも記憶障害のある人を対象としたものがなかったのです。そこで記憶障害のある人向けの日記帳を長年模索し、そしてできたのが、従来の日記帳とは形式が大きく異なる、初の記憶障害者向け専用日記「新記憶サポート帳：エスコアール」（安田 2013a）です。

新記憶サポート帳の形式

　1日見開き2ページで、右ページに「今日やること」、「食事」、「覚えておくべきこと」、「健康チェック」、よくなくす物品の「置き場所確認チェック欄」など各欄が内容別にあらかじめ区切ってあります。これで後から、必要事項がすぐに検索できます。各欄は市販の5×7.5cmの糊付き付箋紙に対応しています。各欄の記入欄は表2－1を参照。外出時はこの大きさの付箋紙を手帳などに入れて記入、帰ったらそれをサポート帳に直接貼ります。これで手帳と日記帳が連携でき、メモの散逸が防げて情報の一元管理ができます（図2－1）。

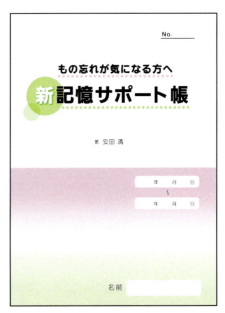

新記憶サポート帳

表2-1　新記憶サポート帳の各欄記入内容

今日やること
前日や朝に計画を立てて書く。「明日は9時に病院に行く」、「草取りをする」など。やったことの忘れ防止のため、やり終えたらその時刻と「済」などの完了印を入れる。介護者が「夕飯はカレーを作って」などの伝言を書いても良い。つまり本人と介護者が共同で使用しても良い。

食事
同じおかずを作るなどの偏り防止として記入。忘れる場合には食前か、直後に書く。

金銭出納
もの取られ妄想の防止のためにも収支を記入。領収書類は左の自由ページに張り、小計を記入して総計を計算。

覚えておく
「通帳はどこにあるのか？」など、同じ質問を減らすため、覚えるべきことを覚える迄毎日書く。介護者は同じことを聞かれたらこの欄を見るよう促し、「聞けば答えてくれる」の悪循環を防ぐ。「メガネは玄関におく」、「買い物にはメモを持っていく」などの習慣づけにも利用する。

健康
血圧、便通の回数、歩数など日々の体調、運動などを記録する。

薬
飲んでいる薬やその服薬時間も記入。糖尿病の薬などは飲んだ時間が大事となる。

今後の予定
カレンダーに予定を書き込んでも、毎日確認しないと忘れる。この欄にその予定が終わるまで"毎日"書く。「あと○日」と毎日、計算しながら書くとより良い。

自由ページ
白紙の左ページに、その日のレシート、薬の説明書、旅行の写真などを貼れば、後で思い出しやすくなる。同じものを買ってくる人は、前のレシートを見て、"買ってはいけないもの"のメモを持ってゆく。その他、聞いた話を詳しく書く、忘れやすい人名や計算を練習する、絵を描く、新聞の切り抜きを貼るなどにも使う。実行済みの用件メモなども捨てずにここに貼れば、「実行済」の確認ができる。

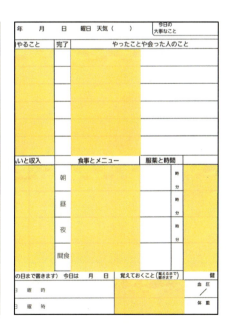

図2-1
新記憶サポート帳
内容と付箋の貼付

新記憶サポート帳の使い方

　この日記帳を勧めると多くの人は「つけます！」と言いますが、予定記憶の障害で多くは書くべき時間がきても書くこと自体が想起できません。そこで、後述のスマートフォンやICレコーダーから、一日何度もアラームや録音の声で、記入を促します。

　従来の日記帳のように机にしまうと無くしたり、書くのを忘れます。そこで、紛失防止用に柱などに縛るための穴を開けました。筆記具も紐でこの穴につなぎます。机の上だけでなく、冷蔵庫に磁石付きクリップで貼り付ければ立ったまま記入ができます。

　日記を長年書いてきた人が、「おっくうになった」と書かなくなってきた場合は、要注意です。「おっくう」になったのは、夜、日中の出来事が思い出せなくなってきたからです。そこで、夜まとめて書くのではなく、昼間から常に日記を開けておき、日に何度も、そして何かあった時その都度書くよう改めます。改めに成功すれば、MCI・軽度認知症でもこのサポート帳への記入が継続できます。図2-2はこのような方法で記入している認知症の方の記入例です。

　マスコミなどでは、「2日前のことを思い出して書くと良い」などと言います。それができる方ならば、そもそも日記を書く必要がないのです。それでも思い出す訓練をしたい人は、2日前のことを思い出し、2日前に書いた日記の内容と照合して、記憶の正確性を確かめましょう。日記を書くと覚えようとしなくなる、という人もいます。数日前の食事内容などを尋ねることで、覚えていないことを自覚してもらいましょう。中には、毎日おなじ生活で書くことがない、という人がいます。日中の活動自体や種類を増やしたり、新聞やテレビの内容、自叙伝を左の自由ページに書くなども良いでしょう。

　高齢者同士の活動として、日記を持ちよって記入する機会を設けたり、前日の出来事を日記を見ながら話しあえば、記入の意欲やエピソード記憶の訓練になります。すでに、40冊以上書き続けている人がいます。「これがないと生きていけない」、と言ってくれる人もいます。ただし、記入に慣れるまで数か月要すこともあります。早めに「夜にまとめて書く」習慣をやめ、日中その都度、何度でも書くよう改めておきましょう。

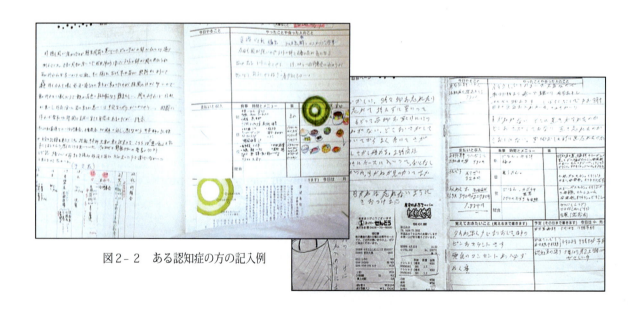

図2-2　ある認知症の方の記入例

2）ウェアラブルメモ帳

　前節では新記憶サポート帳などに、一日何度も書くことを勧めました。しかし、毎回そこに書きに戻るのは困難です。また、戻る途中で忘れる可能性があります。外出時の持参はかさばります。一方、メモ帳をいつも持参し、出来事や思いついた用件をその場で書くことを勧めても、持つことを忘れたり、持っていること自体を忘れたりします。もの忘れ外来では、ポケットからメモ帳を出して書く男性はたまにいますが、メモ帳をバッグから取り出して書く女性はまれです。通常、女性服にはポケットがないのも一因です。服や身に装着でき、すぐに書き込みができるウェアラブルなメモ帳があれば良いと考え、以下のような各種メモ帳を、数十年開発してきました。作成方法は筆者のHP（https://gensoshi.jimdofree.com/）を参照してください、又は「安田清ホームページ」で検索。

付箋式腕メモ

　書いたメモに気付く最も単純な方法は、メモを手の甲や服の袖に貼ることです。最近、ポストイット社から"全面強粘着"の付箋が出ました（図2-3）。手や服に貼っても、数時間は剥がれません。細版（7.6×2.5cm）と大版（7.6×7.6cm）があります。数枚重ねれば、貼ったまま上からメモが書けます。重要なことは両手に貼ります。腕時計やそのバンドの上にも貼れます。筆者が長年待ち望んでいたものです。大いに活用しましょう。最近、腕に巻きつけるメモバンド「ウェアラブルメモ：wemo」も市販されました。

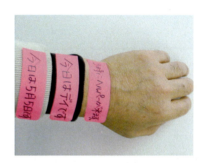

図2-3　全面強粘着の付箋

時計バンド式メモ帳

　約30年前、言語障害の人の筆談用として考えました。腕時計は皮膚感覚のため装着忘れが少なく、これは手が装着台となりすぐに用件を記入できるため、記憶障害の人にも有用です（図2-4）。バンド甲側の表皮の下には、数枚の透明ファイル袋があり電話番号などが書いておけます。バンド手の平側の表皮の下にはメモ用紙の束が入ります。伸縮筆記具も開発し、その収納スペースも設けました。筆者は外出時バスの時刻表を書いたりして重宝しています。詳しい図面は筆者HPまで。

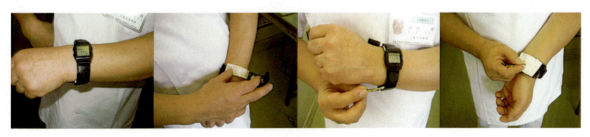

図2-4　時計バンド式メモ帳

名札式メモ帳

　名札をメモ用紙が入るように加工すれば、勤務中のメモ取りに便利です（図2-5）。私も仕事中にこれをつけています。ある主婦の方は名札の表側に花の写真を入れて、日常的に使っていました。2枚のカードファイルを背中合わせにテープで連結し、付箋紙などを留められるよう加工します。

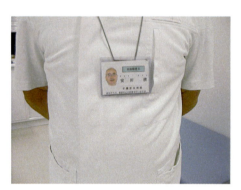 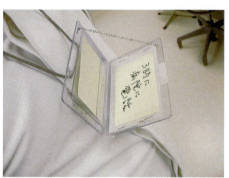

図2-5　名札メモ帳

　Loft社の「リバーシブルIDカードホルダー」、「名札フローリスト」は2枚重ねの名札ですので、見開き面にメモを挟み込めるように加工します。しかし、メモ帳を装着していること自体を忘れることも多いです。そこで、必要時鎖などで半開状態にしておけば、下を向いた時自然にメモが目に入ります。さらに、腕にメモ帳が当たることで、メモ帳を装着していることを思い出してもらえます。ここによく聞かれることなどを書いておけば、自然に目が行きます（図2-5右）。この方法は以下のメモ帳でも使えます。

腰付け式メモ帳

　上記のメモ帳や市販の名刺入れなどを、上記と同様につなぎ内側にのり付き付箋、メモ紙、筆記具用のポケットなどを設けます。この裏に蝶番や、革製の輪を固着すれば、ズボンやベルトに装着できます。伸びるリールをつけると、紐が伸びて便利です（図2-6）。

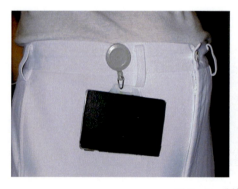 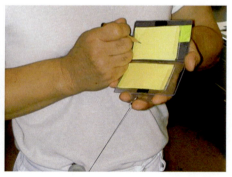

図2-6　腰付け式メモ帳

ブローチ式メモ帳

　これは花の立体模型の裏に付箋と鉛筆をつけたものです（図2-7）。裏返せばメモが見られます。ある看護師さんも仕事で試着、手の甲にメモを書くことが減ったそうです。これに紐を通せば、バッグ取り付けメモ帳になります（図2-8）。これで買い物時の買い忘れ防止や重ね買いを減らします。

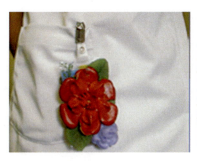 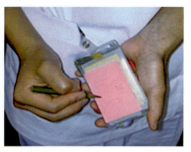

図2-7　ブローチ式メモ帳

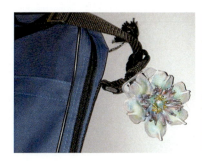 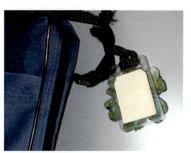

図2-8　バッグ取り付けメモ帳

ループタイ式メモ帳

　アクセサリー兼用の革製ループタイ式メモ帳です（図2-9）。表皮を開くとメモ用紙と筆記具が出てきます。試作品を使ってもらったところ、多くの例では買い物に行く時、品名をこれに書いて使っていました。首からぶら下げておけば、すぐにメモが見られるからです。下を向いた時紐が揺れる場合は、裏にクリップをつけ服につなぎ留めます。

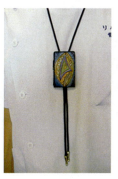 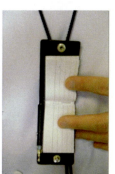

図2-9　ループタイ式メモ帳

パスケース兼用メモ帳：パス&メモライズケース

　認知症が進んでくると、現金での支払いが困難になります。しかし、最近はカードで乗車や買い物ができ、便利になりつつあります。そこで、それらのカードを入れるパスケース（定期券入れ）に、メモ機能が付いたものを考えました。カード、名刺、付箋、メモ紙、筆記具などが収納できます。さらに、ポケットに入れる、首からさげる、鞄につけられる、などの使い方も選べるようにしたのが、「パス&メモライズケース」です（図2-10）。メモ帳がついたパスケースは初めてです。これを（株）KAKURAが本革で手縫い制作してくれます。値段や詳しい仕様はHP内の商品ページをご参照ください（072-694-6441、https://www.kakura-shop.com/fs/netshop/gr179/ls047abr）。希望により名前が入れられますので還暦を迎えた、あるいはもの忘れが出てきた両親などに贈ると、喜んで早めに使い始めてくれると思います。通勤中の方にとっても便利です。

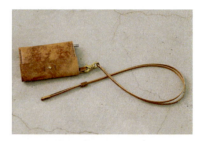
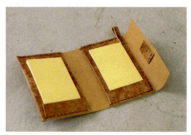

図2-10　パス & メモライズケース
　　　　（株）KAKURA

名刺入れ兼用メモ帳

　市販の名刺入れやカード用ファイルなどを組み合わせ、誰でも簡単に作れるように工夫したメモ帳です（図2-11）。上記と同様の使い方ができます。ゴム製首かけ紐と横揺れ防止クリップ付きです。ポケット用の短い紐も付属。カード用ファイルによく聞かれる質問の答えなどを入れ、常に開けた状態のまま、いつでも答えが見られるようにできます。筆者の手作りですが、「スマートメモ帳」として市販することにしました。詳しくは筆者HPまで。ご自分で作る方法も紹介しています。

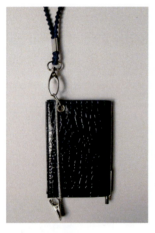
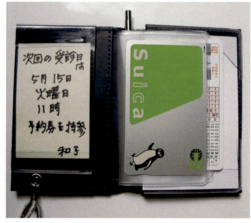
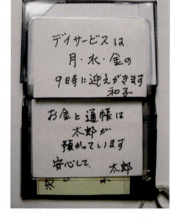

図2-11　名刺入れ兼用メモ帳

片手書き込み式メモ帳

　以上のメモ帳の多くは、書き込む時両手を使うので、片手に物を持っていたり、マヒがあると、書き込めません。そこで、市販の鏡ケース（コンパクト）の鏡を外して、磁石やクリップをつけ、メモ帳や鉛筆を入れます（図2-12）。これを135度開いてカバー部をポケットに差します。これで、片手で書き込みができます。頻回質問への答えも常に示せます。

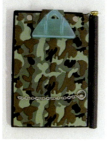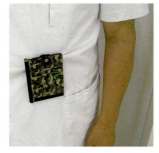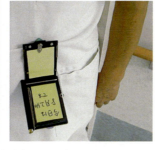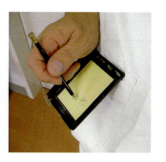

図2-12　片手書き込み式メモ帳

ウェアラブルメモ帳まとめ

　今後、ますます記憶障害で悩む人が増えてきます。そのため、従来の習慣を改め日記はその都度書く、身に着けたウェアラブルメモ帳などにすぐに書く、などが求められます。近い将来、例えば、多くの人がこれらを身につけ、それらの活用法を互いに紹介しあう"もの忘れ対処文化"ができればと願っています。図（2-13）は女性などにアクセサリーとしても服に着けてもらえるよう、あえて"高級仕様"に仕上げてもらった参考用のアクセサリー兼用メモ帳です。本章で紹介したメモ帳の試作には鈴木陽子氏、宮脇瞳氏、ふるさわ革工芸、石井正行氏らの御協力を得ました。ここに謹んで感謝します。

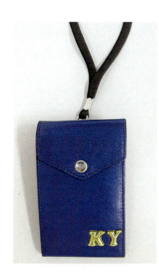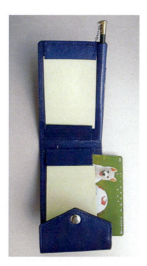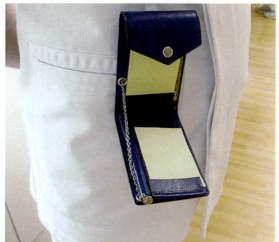

図2-13　アクセサリー兼用メモ帳

3）各種カレンダーと日課表

経験的に中度認知症では、新記憶サポート帳への記入が困難です。そこで、以下のようなカレンダーやチェック表を考えました。以下、いずれも筆者HP内「各種カレンダー」から印刷できます。

月別メモリーカレンダー

もともと日記を書く習慣がなかったり、字を書くのが苦手な人がいます。日記を拒否するもっとも多い理由が「カレンダーに書く」です。しかし、カレンダーの欄は、本来予定の記入用で、記録を記入する広さはありません。そこで、記録も記入できるカレンダーを考えました。週の初めにクリップを外し、折り込まれている記録用の欄を表に出し、そこに書き込みます（図2-14）。週ごとにこれを繰り返します。筆者HPに原版があります。作成には手間がかかりますが、皆で作るのはどうでしょうか？　クリップは「スライドクリッパー・ソフト：オート」がお勧めです。

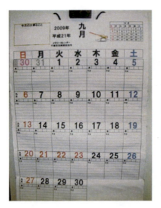 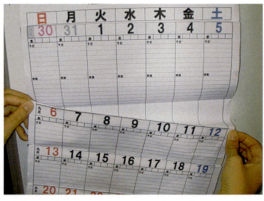 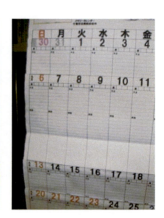

図2-14　月別メモリーカレンダー

週別メモリーカレンダー

1週間別のカレンダーで、ひと月4、5枚からなります（図2-15）。これも予定欄と記録欄からなります。不足なら裏面に記入します。これを筆者HPから印刷し、上部に穴を開けて紐を通せばすぐに使えます。通常のカレンダーの下に提げても良いでしょう。

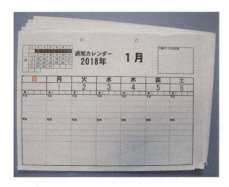 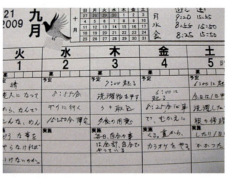

図2-15　週別メモリーカレンダー

時間別メモリー日記帳

デジタル時計から、例えば1時間ごとにアラーム音を鳴らし、その間に起きた出来事を記入します。図は75歳の軽度認知症の方による時間ごとの行動記録、いわば時間別日記です。もともと日記を書く習慣がなかったのですが、この方法で書けました（図2-16）。

日別メモリーチェック表

中重度認知症では、毎日の生活が同じような日課となります。しかし、それでもやるべき日課や、やった日課を忘れがちです。ゴミ捨て日、デイに行く日などは曜日で違うので、以下のような日課のチェック表を曜日別に作り、それをコピーします。日課をやり終えたら、「済」印をつけて行きます。空欄は記入者

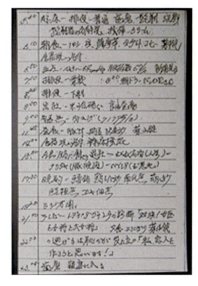

図2-16　時間別メモリー 日記帳

の状況に合わせて日課を記入。1日1ページ式や半ページ式など3種類があります（図2-17）。一方、前項のメモ帳に一日の日課を貼り付け、やったことにチェックを入れます。こうすれば、チェック表携帯版となり、移動中でもチェックができます（図2-18）。

図2-17　日別メモリーチェック表

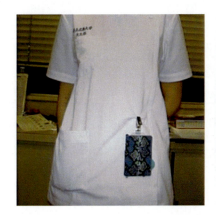
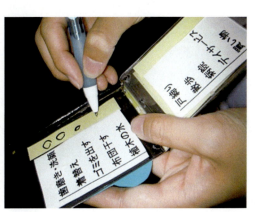

図2-18　チェック表携帯版

4）各種伝言板

　重度の認知症では、「今日はデイの日？」など同じことを何度も聞きます。そこで、その日だけ、あるいは用件を絞った伝言板を見せます。作成方法は筆者HPを参照。

1日伝言板

　100円店などの鉄製白板（スタンド台付もあり）を卓上などに立てます。さらに、切り貼りできる磁性シートに、何度も聞かれることの答えなどを書いておきます（図2-19）。そして、「今日はデイに行く日」など、状況に応じて白板に貼ります（Bourgeois 2014）。白版に油性マジックだと消されたりします。このため、紙版も作りました。毎日一枚、日付や伝言を印刷や油性ペンで書いて渡します。用件終了後に○をつければ、やった確認になります。目を引くよう孫や昔の写真などを添付、カラーでコピーするのも良いでしょう。それでも見落とす場合は、後述の接近照明ランプやICレコーダーを近くに置き、光や音を出して気づいてもらいます。同じことを聞かれた時はすぐに答えず、まずこれを見せることで自発的に見るような習慣を持ってもらいます。

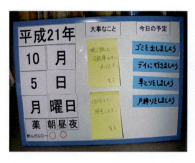
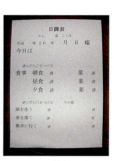

図2-19　1日伝言板

写真伝言板

　病院で指示を受けても、あるいは注意を書いたメモをもらっても、家に帰れば忘れてしまう人も多いです。筆者はハガキ大の紙に自分の顔を印刷し、その下に、「散歩に行きましょう」などと書いて渡しています。写真があればなくしにくいからです。医師など説得力のある人の顔写真を貼り、受診やデイの拒否時に見せましょう（図2-20）。空欄に写真を貼ります。裏に後述のICレコーダーを置き、定期的に録音指示音や音楽を出すと、より効果的です。筆者HPに原版があります。

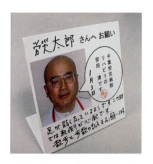

図2-20　写真伝言板

帽子式目の前伝言版

　筆者の見た最重度の記憶障害の方は、現在の記憶が5秒ほどしか続きませんでした。例えば、「今、○○病院に入院しています」と教えますが、5秒たってまた聞くと、「ここは町役場だよ」と答えました。

この場合よく壁などに注意事項を書いた紙を貼りますが、認知症の人は周囲の空間全般に注意を向けることが困難で、よく見落とします。

そこで、考えたのが視野の中に、常に情報を提示できる帽子式"目の前伝言版"です（図2-21）。帽子の両脇とひさしにチューブをつけ、ワイヤーを入れます。そのワイヤーの先にメモ用紙をぶらさげ、ひさしの裏にくっつけておきます。ワイヤーを引けば、用紙も出てきて目の前に垂れ下がります。その紙に、「〇〇病院に入院しています」などと書いておきます。作業中、「あれ？ここはどこ？」などと思った時、視線を上げれば、目の前に垂れているメモ用紙に気づきます。実際につけてみるとさほど目障りではないです。身近な帽子で試してみて下さい。

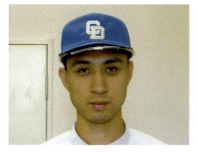
図2-21　帽子型目の前メモ帳

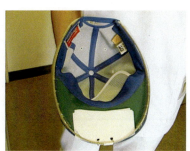
ワイヤー収納時

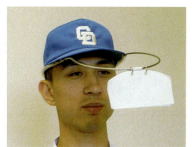
ワイヤー引き出し時

これを前述の方に使いました。編み物中、ふと思い出したように顔を上げましたが、メモ紙に気付きうなずきながら読んで、また作業を続けました。いわば、最新のスマートグラスのLow-Tech版です。別の読書好きのアルツハイマー病の男性にも使いました。やはり時々顔をあげた時、メモに気付いて読書を続けることができました。

しかし、二人とも頭部が蒸れてくるのか、何気なく帽子を脱ぐことがありました。そこで、ひさしだけの帽子（サンバイザー）を使った簡易版を作りました（図2-22）。さらに、ひさしにワイヤーを直接つけて使う方法にしました。食事のときは頭頂部にワイヤーを跳ね上げて使います。ワイヤーの代わりにアルミ線なども使えます。

この目の前伝言板の応用です。夫や子の現在の顔が覚えられなく、「あなた誰？」と言う場合があります。ゴミ捨てに出た際、妻にカギをかけられ、家から締め出された夫もいます。若い時の顔は覚えていることが多いので、若い時の写真を拡大し、それをワイヤーに下げて、近寄ってきたら顔の前に垂らします（図2-23）。または胸にぶら下げて見せます。逆行記憶は変動するので、子供の頃から現在までの介護者の顔の移り変わりを1

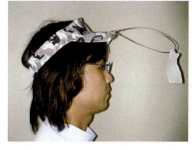
図2-22　サンバイザータイプ

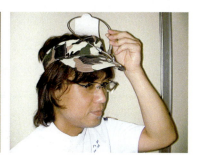
サンバイザータイプ　跳ね上げ

枚にまとめておき、これを拡大写真やタブレットで毎日見てもらう手もあります。

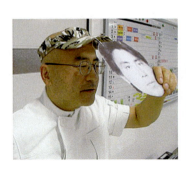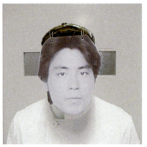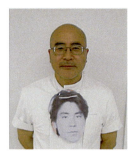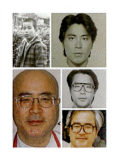

図2-23　昔の顔を見せる

コンパクト式目の前伝言板

　鏡を外したコンパクトを開き、表板をポケットに入れます。裏板内側には台紙をつづら折りして収納、使用時それを伸ばせば目の前伝言板ができます。必要に応じてメモ（台紙）の数を増減します。最大4、5枚まで伸ばせます（図2-24）。後述のメモリーベストと使うと効果的です。

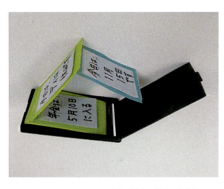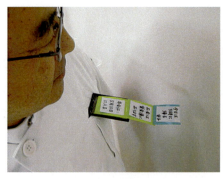

図2-24　コンパクト式目の前伝言板　　　　　　　同台紙の伸展時

関連トピック　小児用のAT

　小児用として市販されているものの中にも、成人が使える、又は参考となるローテクATがあります。例えば、アドプラス社（072-965-4608）では、壁掛け用の「スケジュールポケット」、排泄動作を連続絵カードで表した「トイレにいってみよう！」、持ち運び用の「いっしょにおでかけスケジュール」などを販売しています。ただし、絵が子供用なので、成人に使うには配慮が必要です。

5）他の研究者の支援方法

デザイン学からの支援

　デザイナーの山崎は母親が認知症になったため、道具系、視覚伝達系、環境系それぞれにデザイン学を活かした在宅ケアを7年間試行しました。例えば、伝言板やポスターなどを本人目線でデザインし、認知症の進行に合わせてそれらの効果を検証し続けました。一人の認知症の人に対する初期から重度に至るまでの縦断的な生活支援は前例がありません（山崎 2008-2009）。図は炊飯指示カード、人物整理ポスターです。（図2-25）。ATなどの設計にはデザイナーの参加を求めましょう。

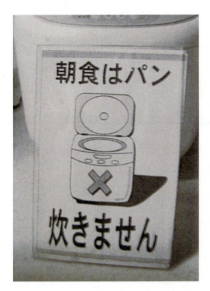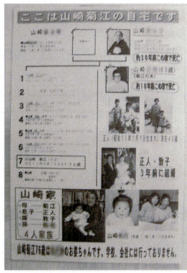

図2-25　炊飯指示カードと人物整理ポスター

> **関連トピック　在宅の環境をととのえる**
>
> 　幻視や見まちがいを防ぐため、ちらつく蛍光灯から白熱灯にかえる、室内各所の明るさを一定にする、影を作らない、壁に服をかけない、壁のシミを取り除く、カーテンの図柄などを簡単なものに変えるなどの室内環境調整も推奨されます（参考図書参照）。また、出口に鍵ではなく、懐かしの有名人の写真が印刷された大きなポスターを貼るなどの方法もあります（後述のThe Alzheimer's Store参照）。レビー小体型認知症では壁の前に子供がいてこっちを見ている、置物が動物に見えるなどの幻視がよく出ます。まず照明を明るくする、照明をつけて寝る、錯覚されやすい物を取り除く、などが対処の基本です。昔風の家具を配置する、"見慣れない"家電などは置かない、家電の電源入力通知用のLEDランプに目隠しシールを貼るなどをします。

施設入所者向けの伝言板やメモリーブックなど

　Bourgeois(2014)の本には、重度認知症で施設入所者向けの簡単なATが数多く紹介されています。英文ですが写真から目的は分かります。図2-26はコミュニケーション用のメモリーブックと、磁石式貼り付けタイプの伝言板で日本人向けに改編したものです。メモリーブックの詳しい解説は飯干（2013）を参照。

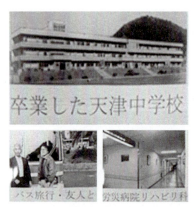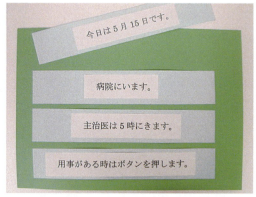

図2-26　Bourgeois(2010)から改変したメモリーブック、同伝言板

ローテクATのまとめ

　臨床家はメモ帳や日記帳などを使うことを簡単に勧めがちです。しかし、それらは健常者を想定して作られてきたため、記憶障害、MCI・認知症がある人には使いにくいのです。認知症が問題になる理由の一つは、認知症向けのATが少ないから、と考えます。したがって、臨床家はまずそれら専用のATを開発すべきなのです。さらにこれらは訓練不要で直観的に使えるものが理想です。しかしそれでも、使い方や持っていること自体を忘れるため、もの忘れ外来や認知症短期集中リハビリなどで使用訓練をします。また、アラームなどで毎日数回使うことを促し、使用を習慣化します。本章で紹介したローテクATや作成方法は筆者HPを参照してください。

　高齢になると老眼鏡なしで読書することは苦痛ですし、杖を使わないと危険です。早めにこれらに慣れておくことが重要なのです。本章で紹介したようなローテクATは、安価、使いやすい、故障しにくい、電源不要で世界中で使用可能です。これらは身近に素材やヒントがあっても、出来上がったものが簡単であっても、開発自体は簡単ではありません。筆者は新記憶サポート帳の完成に20年を要しました。メモ帳類は30年来試作を続け、ようやくローテクATを体系的に紹介できました。したがって、これらのATの適用評価はこれからです。皆でさらにより良いものを開発し、またどれが有効か実証しましょう。ある工学者には「ローテクでうまくいくものは、ハイテクでやればもっとうまくいく」と言われました。紹介したものがハイテクATの開発のきっかけになれば幸いです。

第3部

Part 3

Middle-Tech（ミドルテク）支援

第3章　ICレコーダーによる生活支援

　日常では食後に薬を飲む、2時間後に電話をするなど、予定の時間にやるべき用件を思い出す必要（予定記憶）があります。ところが第2章の新記憶サポート帳やメモ帳などはこの予定記憶の支援が不得意です。なぜならばそれらの本来の役割はやったことの記録で、予定の時間が来ても教えてくれないからです。アラーム音が出るものでもよいのですが、重度になるとアラーム音を聞いても用件が思い出せません。第3部（第3章－第6章）はATとして使える市販の通信・情報機器などを、その適応事例とともに紹介します。まず第3章では、予定記憶の支援などで最も有用だったICレコーダーを紹介します。これら市販の電源を要するATはMiddle-Tech（ミドルテク：Drucker 2012）ATとしました。

1）ICレコーダーによる実験

音声出力記憶支援器の開発

　1990年ごろ、「薬を飲む時間です」などの用件が録音でき、その時間がきたらその声で自動的に教えてくれる機器を思いつきました。そこで、千葉工業大学の三須直志先生に7年かけて作ってもらったのが、ICチップによる音声出力記憶支援器（支援器）です。音声が出る記憶支援専用器としては、世界で初めてでした（図3-1）。「薬を飲む時間です」などと録音、次にそれらの出力時間を設定します。記憶障害が重度だと、同じことを1日に何十回も聞いてきます。そこでメッセージが1日128回まで繰り返し、出力できるようにしました。この支援器で二人の方の生活支援を試みました（安田ほか1999）。有効性の検証として、「ABA法」を使いました。A期間では貼り紙などで日課を指示、次のB期間ではこの支援器から音声指示を出しました。二度目のA期間では再度貼り紙などの指示でその日課をやってもらいました。「家族の声では、聞いてくれない」との申し出があり、二人とも私の声で録音しました。

　Aさんは52歳男性で脳梗塞を発症、言語障害と記憶障害が残りました。歩数の記入や書字練習を勧めると、「やります」とは言うものの実際には実行できませんでした（A期間）。しかし、支援器を導入すると翌日より11日間、音声指示にしたがって歩行、書字練習、歩数の記入などがほぼ忘れることなく実行できました（B期間）。12日後、再び支援器なし

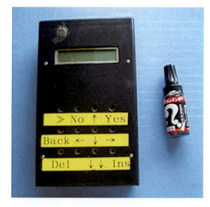

図3-1　音声出力記憶支援器

で続けてもらったところ、忘れがちになり24日後にはまったく行わなくなりました（A期間）。

　Bさんは69歳、アルツハイマー病をもつ男性です。本人の希望で漢字ドリルの宿題を勧めました。最初の21日間は6日間しかできませんでしたが（A期間）、支援器を導入した次の21日間は13日間できました（B期間）。次に支援器を返却してもらった後の21日間は4日間のみでした（A期間）。奥さんによれば、「最初は、支援器に言われるとハッとして思わず返事をした」そうです。しかし、「だんだん慣れてきて、馬鹿にするようになってきた」とも話されました。認知症の人に対し、AT機器による音声指示の有効性を示した最初の報告です（安田ほか 1999）。

ICレコーダーの「アラーム」または「アラーム再生」機能の活用

　1998年頃、ソニーが音声出力記憶補助器とほぼ同じ機能、すなわち「アラーム」または「アラーム再生」機能をもつICレコーダーを発売しました。「薬の時間です」など、毎日100件以上の録音音声が自動的に出て、自動的に消えます。「今日はデイに行く」、を月水金に出し、「今日はデイに行かない」を火木土に出すなどの曜日別出力も可能です。病院受診日など特定の日だけも出せます。ホールド機能で誤操作が防げます。電池だけで数か月稼働します。このソニーICレコーダー（機種はICD-BX312、ICD-BX332、ICD-PX440、ICD-PX240）を現在まで100人以上の方に用いました（図3-2）。大きさは約115×40×20mm。ご本人やご家族の希望を聞き、主に私が指示音声などをICレコーダーに入力し、そのまま貸し出しています。ICレコーダーを貸し出してから約20年たちますが、電池切れを除いてほぼ紛失無しです。理由はなくしても音で置き場所がわかるからです。効果があれば自費で買ってもらいます。

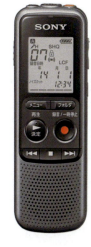

図3-2　ICレコーダー　ソニー ICD-PX240

ICレコーダーの効果実験

　ソニーICレコーダー（以後、ICレコ）の効果を8人の患者で検証しました（Yasuda et al. 2002a）。脳梗塞などで記憶障害が出た方々です。ICレコを貸す時は「〇〇さん、この器械は触らないでください。ろうさい病院・安田」と書いた紙をICレコの上に巻き、筆者の印も押しました。そして、「〇〇病院の安田です。〇〇さんよろしくお願いします。」と自分の名を名乗り、そのあと実行してほしい日課を依頼調で録音しました。指示内容や出力時刻は患者、家族が決めました。有効性を「ABA法」で試しました。（図3-3）

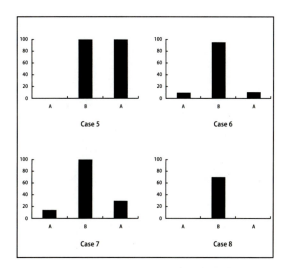

図3-3　ソニーICレコーダーの効果実験

効果の見られなかった3例は2人がクモ膜下出血後、1人は交通事故後に記憶障害を発症、主に前頭葉に障害があった方々です。実験では「日記をつけましょう」などとICレコから声で誘いましたが、「機械から何か言っているが、やる気が起きない」と、いずれも効果はありませんでした。前頭葉の障害はしばしば自発性の低下をもたらします。自発性をどう引き出すかが課題ですが、私の試みは後述します。

一方、残りの5例には明らかな効果がありました。日課は異なりますが、服薬、日記の記入、発音練習、家の掃除、散歩、ノートを読んで自分の履歴を思い出す、などを音声で指示しました。庭仕事が好きな人には起床時ICレコから「おはようございます。この器械をポケットに入れてください」という指示を最初に出しました。これで、庭にいてもポケットから指示が聞こえます。結果は、いずれも70％から90％くらいの達成率でした（図3-3 B期）。ICレコの返却後は、一例を除き、達成率が著明に下がりました（Yasuda et al. 2002a）。図3-3は8例の内の4例の結果を表示。

他人の声で指示してもらう

ICレコは指示音声の前に、ビープ音（注意音）が出せます。その出力で、注意と緊張感を高めることができます。実際、何人かのご本人や家族から、緊張感が出て生活に「ケジメがつくようになった」と言われました。私たちも妻や夫の意見には反発しますが、知人、娘や孫などの意見には素直に従ったりします。主治医も録音に快く応じてくれる筈です。認知症では特定の人に対する感情が変化し、その人に悪態をつく人もいます。逆に孫や尊敬する人の言うことは、以前よりもよく聞いてくれる可能性があります。このICレコで以下のようなさまざまな生活支援に取り組みました。

2）ICレコーダーの「アラーム」再生機能による支援実施例

火・ガス・クーラーの点検忘れや、通販で買い過ぎる

ICレコーダー（ICレコ）からの声掛けで、これらの対処を試みました。一人暮らしで、初期の認知症が疑われ、外出後や布団に入ってから火の元やガスを点検したか不安になる方です。この方に1日5、6回、さらに寝る前にICレコから火の元点検の指示を自動的に出力しました。結果、その不安感がなくなりました。現在はガスやクーラーを遠隔で操作するサービスやスマートフォン（スマホ）システムがあります（後述）。

用事を済まそうとある場所まで行ったが、用事を忘れてしまうことがあります。しかし、思いついた用事をそのつどメモしてから行くのも面倒です。そこで、首からICレコをぶら下げ、思いついたらすぐに録音、忘れたらその場でそれを再生するよう指導することもあります。

また、テレビでの通信販売の品をすぐ注文してしまい、品物があふれている方がいました。そこで、毎夕方、「必要なものは家族が買ってくれる。通販で不必要なものを買わないよう」に依頼したところ、注文回数が減りました。別途、家族を通して販売会社にもカタログを送らないよう頼みました。なお、テレビの通販専用チャンネルやネット上の通販サイトなどにアクセスできなくする設定もでき

ます。テレビのマニュアルを読む、電器店に聞く、ネットで方法を検索するなどをしてください。

趣味活動や訓練をしない

　ある中度の認知症の方は以前から主治医に生きがいとして、描画を勧められていました。そこで、「絵を描く時間がきました。今から描きましょう」とICレコから依頼しました。すると、それまで、月に1、2枚しか描けなかったのが、毎月20枚近く描くようになりました。もっとも「富士山」などを描き始めても、途中でそれを忘れるため、最後は抽象画のような絵になりましたが。もし、富士山のテーマで最後まで描いてもらうのであれば、「富士山を描きます」と数分ごとに繰り返し再生します（後述）。

　計算や漢字ドリルがブームですが、無関係な漢字などを勉強するよりも、自分の履歴、友人や子供・孫の名前、年齢や住所を毎日書いたほうがより実践的でしょう。知人の名前や顔を忘れてきた前頭側頭型認知症の人には、アルバムの写真の下に名前を書いたメモを張り、1日30分間それを書いてもらうことにしました。やはりICレコに「今からアルバムをみて、友達の名前を勉強しましょう」と録音し、時間を設定して渡しました。その後、1年間はその勉強と、英会話、コーラス、自分史と以前からの趣味を続けることができました。

関連トピック　芸術療法の支援：院内美術館の設置

　最近、臨床美術、Hospital Artなどと呼ばれる、いわば芸術療法が盛んです。千葉ろうさい病院では、1989年身体/言語障害や認知症の人の作品を展示する[リハビリ美術館：明日への窓]を廊下に開設、約200点を展示してきました（安田ら 1993, 芸術とヘルスケアーハンドブック編集委員会 1999）。失調や構成失行などで具象的な絵や文字が描けない人には、抽象的な絵画や前衛書道的な作品を、認知症の人には進行にあわせた作品を勧めました。芸術や趣味活動は自尊心の回復などに効果があり、展示する場があればより長く継続できます（図3-4）。2015年閉館しましたが、絵画・書道教室は現在も院外で開いています（青葉の会：筆者HP参照）。

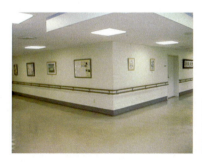 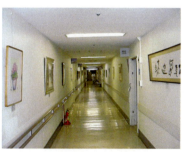

図3-4　リハビリ美術館「明日への窓」

外出し道に迷う

　中度のアルツハイマー病をもつＳＫさんは、日中一人で5、6回犬を散歩に連れ出そうとしました。一人では道に迷う恐れがあります。そこで、散歩に行きたがる時刻の前に、自動的にICレコから「ＳＫさん、今日はもう散歩は終わりました。もう行かなくて結構です」と私の声で録音しました。それを2時間おき一日6回出力しました。すると、散歩に出ようという行動がなくなりました。1年半ほど有効でした（安田 2002b）。散歩に行くべきか悩み始めた頃に、「行かなくてもよい」という声を聞いて、本人は安心したのでしょう。人間が何度も言うのはストレスですが、やさしい口調で録音すれば器械は何度でもそれを繰り返してくれます。外出防止用の機器類は後述。

決まった場所に置かない

　あるアルツハイマー病の初期の方の家族から、「通帳や財布の置き場所を変えて探せなくなる、通帳も4、5回作りなおした、泥棒に盗まれると言うなどのもの盗られ妄想が出てきた」、と相談されました。そこで、ICレコから1日数回「財布はタンスの上に置きましょう。盗まれないように玄関の鍵をかけたので安心してください。通帳は息子さんが預かっています」と出力しました。その結果、置き場所変更が減り、息子が通帳を預かっていることを覚えてくれました。後述の音声案内器で自室に入ったら、「決めたところにしまって」というのも一法です。

失禁がある

　尿の溜まりを感知する機能の低下などがあると、トイレに行くのが遅れ失禁に至ります。そこで、数時間ごとにトイレに行くよう、ICレコから自動的に指示したところ、失禁の回数が減ったことを複数の人で経験しました。尿は一定時間ごとに溜まりますので時間ごとの誘導には向いています。ICレコが自動的に言えば、本人もプライドが保たれます。一方、ある中度の認知症の方は、トイレに連れて行かれても大便時、便器の前で身体を反転することを忘れていました。そこで、毎朝、大便が出そうな時間にICレコから「トイレに行きましょう」と誘いました。トイレの入ったと思われる一分後に、「身体を一回転させます」、「ズボンを下げて座りましょう」と順に出力しました。実際その通りできたのですが、排便は起きませんでした。この方の排便は不定期だったのです。排便が定期的な方ならうまくいくかもしれません。最近は尿便の排泄適期時間を教えてくれるものが出てきました（後述）。以上の方法は、MCIや軽度認知症の人の着替え、料理など継時的な行動の遂行支援に使えるかもしれません。

運転をやめない

　認知症になっても運転をやめず、家族が困っている例はたくさんあります。車で迷子になる認知症の人もいると聞きました。前頭側頭型認知症の70代の方は高速道路で140キロを出し、事故を起こしました。主治医が免許返上を説得しましたが、奥さんは「家に帰れば説得を忘れ、また車に乗りたがる」と不安をみせました。そこで、「車の運転はもう危ないです。人身事故を起こしたら

大変です」などと筆者からも10分間、再説得してICレコに録音しました。それを奥さんに渡し、家で車に乗ると言い出したら、今の説明を聞かせてくれるよう頼みました。つまり、他人からの説得を家庭でも聞けるようにしたのです。まもなく、本人も納得して廃車、免許も返上しました。このように、本人が信頼している人に説得と録音を頼み、それを出力してみましょう。最近、運転をやめない親の息子には、「自分の車が壊れた。新車を買う余裕がない。しばらく貸して」などの理由をつけて、借り上げることも提案しました。

　2017年3月道路交通法の改正で認知症の人の運転が、厳しくなりました。運転時認知障害早期発見チェックリスト（高齢者安全運転支援研究会 2012）を参考に本人や家族がチェック、早めに免許を返納するとともに、代償手段に慣れておきます。筆者は電動機付き自転車やタクシー利用を勧めたりします。シニアカー（電動4輪車）も介護保険でレンタルできる場合があります。

同じ質問を繰り返す

　一度聞いてもすぐ忘れてしまうため、何度も同じことを聞く方が多くいます。メモを渡しても、渡されたことを忘れてしまうため多くは無効です。一日に100回以上も同じことを聞かれて、ノイローゼになったという話も聞きます。何度も電話で聞くため、高額の電話代を支払っている人もいました。「今日はデイに行く日？」、「今日は何日？」などに対し「さっき教えたでしょう」などと諭してもあまり効果はありません。筆者が5、6年かかって思いついた方法は、本人が聞いてくる前にICレコからそれを言ってあげるのです。例えば、10分ごとに同じことを聞いてくる人には、9分ごとに言ってあげます。100回聞いてくる方は、先に101回言ってあげれば良いのです。そうすれば、本人も聞く必要がなくなります。しかし、何度も同じことを録音するのは面倒です。

　そこでICレコのリピート（連続繰り返し）再生機能を使います。例えば、10分間に1回同じことを出力したい場合、伝言を録音後、10分間無音の時間も録音します。例えば、「今日はデイには行きません、、（あと10分間無音）」、「通帳は子供が持っている、（あと10分間無音）」などです。朝、この録音を再生後、「リピート再生」ボタンを押します。これで、10分間ごとに1回、そのメッセージを一日中繰り返し言ってくれます。これだけ繰り返し言えば、本人も安心し、あまり聞いてくることはなくなるでしょう。もう少し長く覚えていられるようでしたら、その間隔を延ばしてゆきます。長時間稼働状態になるので、ICレコの電源は充電式電池を使います。複数の伝言を順に流したい時は、A伝言（今日はデイには行きません）＋10分間の空白＋B伝言（通帳は子供が、、）＋10分間の空白、これをワンセットとして、繰り返します。これを家族にすすめると、本人がうるさがるのではないかと心配しますが、ほぼ杞憂です。理由は10分間前に聞いたことを覚えていないことが多いため、その都度伝言を新鮮な気持ちで聞いてくれるからです。介護者には耳障りかと、筆者も試しましたがすぐに慣れました。

　尿管をつけたまま退院した認知症の方は、尿管がある理由を忘れ、10分に1回ぐらい抜こうとしました。このため、家族が交代で24時間付き添っていました。この方には10分間に1回「抜かないでください」という指示を繰り返し出しました。すると、「明らかに抜こうとする回数が減った」

と報告を受けました。同じく、胃ろう造設後の認知症の方は、毎日「何でこれをするのか？　なぜご飯を食べれないのか」と奥さんに抗議していました。そこで筆者の声で、丁寧にその理由を説明し、ICレコから出力したところ、素直に胃ろうからの栄養補給に納得してくれました。金銭の管理方法など、毎回、同じような説得を繰り返している介護者も多いです。同様にこの方法は使えると思います。

長い説明を忘れる

　MCIや記憶障害の人は長い文章や説明、例えば医師の話、市役所での年金や税金の話、業者との保険の内容などが覚えられません。そこで、それらをICレコに録音し、家で聞き返しをする習慣をつけます。病院の事務員だった30代の女性は、交通事故後の記憶障害で、保険診療の改訂事項が覚えられず退職しました。記憶検査でも400字程度の文章の記憶が困難でした。そこで、毎朝テレビのニュースをICレコで3分間録音、それを何度も聞きなおして書き取り練習をしました。忘れていることの自覚と、ICレコに録音し要点をまとめることの習慣づけが目的です。新しい仕事の説明を録音、家でそれを聞いてノートに要点を整理、思い出せなかったらそれを見るようにすれば、職場の同僚に同じ事を聞く回数が減るはずです。

　40歳の公務員の方は交通事故後、記憶障害が残りました。事故後は配置換えになりましたが、その仕事が覚えられません。そこで、ICレコを首から下げ、指示や説明がある時はメモを取ると同時に、ICレコでの録音も勧めました。メモを見て内容が思い出せない時は、録音を再生して聞くのです。一方、小型パソコンに明日の予定などを細かく入力して、毎朝それを立ち上げ、課題の完了後はそれを画面で消してから、次の仕事に移ることにしました。帰宅後は録音した内容をパソコンへ転送しました。音声で記録しておくと感情的な雰囲気もわかって良いそうです。録音は"早聞き"で聞き直していました。なお、ペン型ボイスレコーダー「ペンボイスＳ：グローリッジ」なら、メモ取りと録音が同時にできます。また、最近のスマホは発話をその場で音声認識し、パソコンに転送することが可能です。

ICレコーダーの失敗

　ある中度の認知症の方は年末に散髪に行ったのですが、「忙しいので正月にきて欲しい」と言われました。しかし、それが覚えられず何度も行きたがりました。そこで、ICレコから「床屋さんは1月に入ってから行きましょう」と出力したところ、「俺はこんな器械に縛られたくない」と怒ったそうです（安田 2002b）。すでに何かに強くこだわっている、または強く希望しているような心的状態の時は当然ですが、周りの人が様子を見ながら説得するようにします。

ICレコーダーのまとめ

　あるアルツハイマー病の方は、家族の言うことは聞かないのに、ICレコーダー（ICレコ）の筆者の声に「威儀を正して」正座をして聞き、指示後は「ご親切にありがとうございます」とICレコにお辞儀もしたそうです。さらに、その直後「先生はこの器械の中に入っているのかね？」と聞いたそうです（安田ら 2002b）。考えてみると、実際に声が出ているわけですから、そう考えても不思議はありません。本人はICレコを録音音声器ではなく、筆者が小人になって入っている箱と認識していたのでしょう。明治のはじめ、電信ケーブルが通った時、ケーブルの中を小人が走ってゆくと勘違いした人がいたそうです。認知症の人の中にはテレビのアナウンサーと「会話」したりすることがよくあります。こう考えると、人の声がでるICレコに対してお辞儀する行為は納得できます。2000年に聞いたこの話は、認知症の人への電子機器、本章でいうミドルテクATの有効性を教えてくれました。

　介護者の多くはこの器械を最初にすすめられると、半信半疑な態度や、「本人が操作できない」と言ったりします。しかし、ICレコは誰かに録音や設定をしてもらえば、置いておくだけで自動的に声が出てきます。そして自動的に音が消えます。失敗もありますが、中軽度の6、7割の認知症の方には使えました。認知症の場合には用件を紙に書いて貼るよりも、声で言った方が効き目は強いのです。Yasuda et al.(2002a), 安田ら（2002b）で発表しましたが、追試は藤田ほか編（2009）のみです。これだけ有用な器械が関係者でも知られていないのは極めて残念です。関係者がまず使い方を覚え、それを本人やご家族に指導してくださることを願っています。ただし、高齢者には操作がかなり困難です。その場合は関係者やご家族の若い人が設定をして渡しましょう。

　2018年4月時点でおすすめのICレコは、ソニーICD–PX240で約6,000円弱です。数百件の用件が録音でき、それぞれにアラーム再生がかけられます。ただし取扱い説明書にはALARM（アラーム）の見出しになっています。

　ペンのような形で軽量、小型な機種はソニーICD–TX650で約15,000円です。小型なので操作が高齢者には難しいです。電源はパソコンからとりますが、別売りのACアダプターを使えば室内で常設的に使えます。また、音量がやや小さいです。音量を大きくしたいときは、市販の小型スピーカーを繋げます。なお、2017年8月現在のソニーのパンフレットでアラーム再生機能をもつとされるICZ–R100とICZ–R250TVは、実際にはアラーム再生が1件のみしかできません。そのためMCIや認知症の人が対象の場合には使えません。**さらに、他社のICレコーダーやソニーのICレコーダーでも上記のICD–PX240とICD–TX650以外はこの機能がついていません。くれぐれも注意して下さい。**

　最近の「生活コール：テクノスジャパン」はやや高価ですが、録音音声を設定時間に言ってくれます。大きい声を出すと、介護者につながる機能もあります。スマホのアプリでもICレコの「アラーム再生機能」の代用ができつつあります（後述）。しかし、ICレコは小型、軽量、音質が良い、自動的に停止する、稼働期間が長いなどで、今でも使いやすいAT器です。最大限有効に使いましょう。

第4章　市販の各種通信・情報機器などによる支援

　この章はICレコーダー以外の市販品で、電源を要する通信・情報機器やロボットなどのうち、ミドルテクATとして使えるものを、その適応法とともに紹介します。一部市販のおもちゃ、ゲームなどのローテクATも含みます。機器の設定が家族でできない場合、パソコンや家電の出張修理会社などに頼めます。販売会社、介護ショップ、ケアマネジャーなどにもご相談下さい。スマホで代用できるものは後述します。

1）服薬、もの探し、音声表出などの機器

貼り紙を目立たせる

　介護者はよく壁などに注意書きを貼ります。しかし、認知症の人は視空間への注意障害のため、そこに視線が行かないことも多いです。そこで、メモや伝言板の周りを電飾し目立せます（図4-1）。「ネオンファイバー：各社」はひも状のネオンです。光る腕輪「CLIP-ON MARKER：NITEIZE」はボタン電池でLEDが帯状に点滅し、表面に文字が書けます。

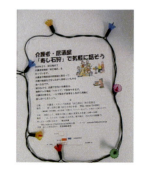

図4-1　LEDで囲った張り紙

服薬支援機器など

　本人が思っている以上に薬は飲み忘れています。服薬理由を忘れる人もいます。牛乳パックを利用し服薬への注意を引くため、医師や孫の写真などが貼れる卓上用服薬忘れ防止メモ柱を考えました。2面は例えば、医療関係者と身内の伝言、他の2面は薬の種類と服用時間です（図4-2）。この中にICレコなどを入れて、音声やアラーム音を出すとより効果的でしょう。筆者HPより印刷可能です。

　一方、壁掛け用のお薬カレンダーや卓上式の薬ケースなども各種市販されています（図4-3）。「おくすりハウスシリーズ：ウォーム・ハート」は、薬の回数や1週間用、2週間用などの飲み方に合わせたカレンダーです。ここにタイマー、目覚まし時計、ICレコなどをぶら下げて服薬を促すとより飲み忘れが減らせます。

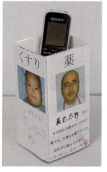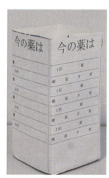

図4-2　卓上用服薬忘れ防止メモ柱

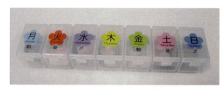

図4-3　薬ケース

服薬時に1日数回薬箱からアラーム音が出るものが、市販されています。1,000円以下からあります。インターネットで「アラーム付薬入れ」や、「アラーム付ピルケース」で検索してください。このほか、外出用、1日用などもあります。1回に飲む薬の量が多い場合には、各ケースの大きさに注意しましょう。薬が入らない場合には、上記の薬箱からアラーム部分をとりはずし通常の薬箱と組み合わせて使います。

　「くすりコール：テクノスジャパン」は1日4回1週間の服薬時に、音と光で知らせてくれます。その他、「ごはんを食べましたか？」などの録音音声も設定時に言ってくれます。「お薬のんでね：上島電興」は薬の入ったケースが飛び出してきます。「ふっくん：石神製作所」は施設入所者用で一包化された薬の袋が出てきます。飲み忘れの際は支援者に電話で自動的に連絡がいきます。その他、訪問薬剤師やヘルパーに服薬見守りを依頼する手もあります。

もの探し器

　よくなくす物に数cm角の子機をつけ、探す時に親機を押すと子機が鳴って、物のあり場所を教えてくれます。子機は4～8個ほど。例えば、財布に子機をつけ、対応する親機の"財布"ボタンを押せば、財布の子機が鳴ります。「探し物発見器ここだよS：エスコアール」は、子機が4個付きです。電池がなくなりかけたら、子機が自動的に注意音を発します。子機が足りない時は、もう1セット買います。ただし、認知症の人は「誰がこんなものをつけた」と理由を忘れて、子機を外すこともあります。そんな時はお守り袋に入れたり、子機に孫の写真を貼る、紐や鎖で取れないようにするなどの工夫をします（図4-4）。その他は、「もの探し器」、「探し物発見器」などで検索してください。スマホを使うものは後述。

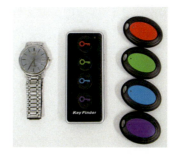

図4-4　探し物発見器「ここだよS」

> **関連トピック　もの探し実験**
>
> 　自分の行動をビデオで録音録画してもの探し実験を行いました（安田ら 2003b）。帽子につけたマイクつきCCDカメラと腰のデジタルビデオをつなげます。これらを作動させ、装着者の目の前の状況、相手の顔や声、手にした物などを音声つきで録画します。次に装着者が5つの品物を4つの部屋に隠した後、筆者がそれらの映像を再生しつつ探すと、約8分ですべてを探せました。次に映像を見ないで探すと、29分で1個しか見つけられず、中止しました。現在のもの探し器はタグを先につけておく必要がありますが、自覚のない人はよく"不要"と答えます。そこで、自覚の有無にかかわらず、映像記録から目的の物品を検索してくれるAI研究を進めています（後述）。

持ち忘れ・はぐれ防止器

外出時に持って行くものを忘れないようにするため、ドアノブに掛ける小物入れがあります「ドアガナイザー：モンキービジネス」。筆者は行き先別、目的別に所持品チェック表をドアの内側に貼ることを勧めています。バッグなどを持ち忘れたりする時は、旅行用の持ち忘れ防止器が使えます。親機を自分の服に、子機をバッグにつけバッグを持たずに離れたら親機から注意音が出ます。「離れるとアラーム1：3：リーベックス」。これは近づくと鳴らすことも可能で、トイレに親機、本人に子機をつければトイレに接近した時、鳴ってくれます。介護者に親機、本人に子機をつければ、買い物時のはぐれ防止になります（図4-5）。「ヒトココ：AUTHENTIC JAPAN」も同様の機器でお守り袋付きです。GPSを使用していないため、地下街などでも使用可能とのことです。

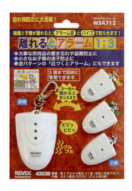

図4-5　持ち忘れ防止器

各種タイマー

数分後から数十分後にやるべき用件を忘れるときは、キッチンタイマーを使います。安いものは100円店にあります。設定しやすいものを選びます。湯沸かし、洗濯機、ガスコンロなどを使う時、終了時をセットします。複数のタイマーを同時にかけられる「ダブルタイマー：ドリテック」もあります。首にタイマーをかけると、その場を離れても聞けます。また、タイマーが鳴っても用件が思い出せないことがあります。そこで、タイマーにメモ用紙と鉛筆をつけて、そこに用件を書いておきます。ある用件が終わったら、次の用件のタイマーをセットします。これを繰り返せば、日課が順次こなせます。図4-6は二つ折り手帳の中にタイマー、付箋紙、筆記具を設けた首下げ式タイマー付きメモ帳です。「お知らせタイマー　COK-TT1：オーム電機」ならば、「あと5分です」などと、残り時間を教えてくれます。スマホのタイマーアプリは「タイマー7分後」などと声で設定できて便利です。

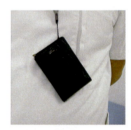
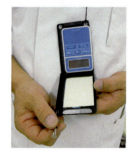

図4-6　タイマー付きメモ帳

音声案内器

ある決まった場所でいつも同じ失敗をする方がいます。トイレが探せなくて、いつも廊下で放尿してしまう人などです。トイレのドアを開けて、いつも電気をつけておくなどが勧められます。一方、トイレの近くに来ると人感センサーが感知し、録音音声で「トイレはここです」などと言う機器があります。ある方はトイレに行ったとき必ず杖を忘れてきました。そこで、「出るときは杖を持ってきてください」とこの機器に録音してトイレの入り口に置くと、杖の持ち忘れがなくなりました。別の認知症の方は、夜中にトイレの方向に迷いました。そこで、接近センサーに「トイレは右側です」と録音、寝室の出口に置いたところ迷わなくなりました。家族の動きにも作動しますが、家族

はすぐに慣れます。

　現在の機種は「人感センサー付音声案内機Ｙタイプ」、と「同Ｓタイプ：エスコアール」です（図4-7）。Ｓタイプはより音声が明瞭で、15個の音声案内から置く場所に必要なものを選んで置きます。必要な音声が無い場合には、パソコン等で入力すべき音声を作成し、これに録音します。購入申し込み時に依頼すれば、希望の音声を有料で入力してくれます（エスコアール）。例えば、「通帳は預かっています。安心を」、「（玄関で）買い物に行くときは、メモに書いた以外の物は買わないようお願いします」「（冷蔵庫の前で）お昼御飯が入っています」などの長い説明文も録音できます。繰り返し聞かれるようなことを入力しておいたり、図4-7（右）のように信頼する介護者などの写真をつけるとより効果的です。

夜間情報提示器

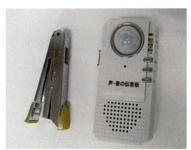 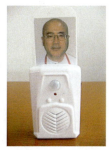

図4-7　人感センサー付音声案内機Ｙタイプ（左）
　　　人感センサー付音声案内機Ｓタイプ（右）

　夜間、急に帰り支度を始めたり、不穏になる方がいます。目覚めた時、今いる場所や理由が思い出せないためです。目覚めた直後にそれらを知らせるには、書いた文字が光るメニュー板、「ブラックボード」が便利です。各社とも値段は約2万円から。電源を入れ、目を覚ましたときに目につく場所におきます。「娘の家に泊まってます」など、事実はともかく本人が納得できるような内容にします。廊下などにおけば、トイレなどの案内にも使えます（図4-8）。

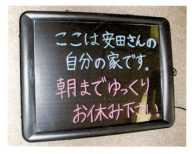

図4-8　夜間情報提示器ブラックボード

　骨折で入院したことを忘れ、夜間ベッド柵を越えてトイレに行こうとした女性がいました。そこで、このボードに「トイレの時はボタンを押して：看護婦より」と書き足元の天井から吊り下げたところ、乗り越えが防げました。脳外傷で入院した若い方は、夜中不穏に陥りました。そこで、「○○ちゃん。明日は何時に来るから待っててね」と家族に伝言を書いてもらい、落ち着きました。在宅でもいろいろ使えるはずです。

頻回質問応答器

　ICレコーダーによる方法は前述しましたが、時々聞いてくる場合には、音声出力会話補助器（VOCA:Voice Output Communication Aids）が使えます。例えば、「Lingo（リンゴ）：パシフィックサプライ」です。この補助器の各ボタンごとに「今日は何日？」、「お金はいつ入る」などよく聞かれる答えを録音し、ラベルを張ります。そのラベルのボタンを押せば、答えがいつでも聞けます。これらのボタンは2個－16個と変更可能で、腰などにつければいつでも聞けます（図4-9）。

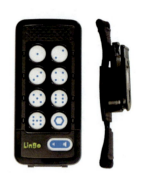

図4-9　VOCA「Lingo」

2）動画、ゲーム、おもちゃ、人形、ロボットなど

重度認知症向け動画

　中重度の認知症では、会話や筋書きのあるテレビ番組が楽しめなくなります。そこで、相撲、野球、歌番組、お笑い番組、子供番組などの好みの番組を録画しておいて、不穏になりそうな時に見るようにします。さらに、重度となるとそれらも楽しめなくなります。そこで、ネット上の「画像」や「動画」を選ぶと、重度の認知症の人でも興味を引く写真や動画が見られます。今までに良い反応が得られたのが、赤ちゃん、笑顔、動物のかわいい仕草、芸人による面白顔、花火の打ち上げ風景、などです。これらは人間が本能的に反応する画像なのでしょう。ぜひ試して下さい。

　さらに、車で送迎中は静かになる赤ん坊や成人がいます。これも動く情景に反応するという本能でしょう。ネット上には鉄道路線の車窓風景がたくさんあります。路上の歩行移動風景も出てきました。テレビの「街歩き」、「山登り」など画面が常に動いている番組もお薦めです。さらに重度になると視線が浮遊したり、注視が困難になります。目の周りを箱で覆いその中で画像を提示するVR（Virtual Reality：ヴァーチャルリアリティ）ボックスが使えるかもしれません。VRを見ている時の表情が外から観察できるようになれば、より良い反応が得られる画像が選べます。

ゲーム

　ある中度の前頭側頭型認知症の方はパソコンゲームのソリティア（トランプ並べ）をセットすると、2、3時間やり続けることができました。午前と夜間にこのゲームをやってもらい、その間、奥さんは家事をしていました。外来でもすぐに「さようなら」と帰ろうとする"立ち去り行動"が出ました。そこで、机の上にトランプをばら撒いておくとそれを並べる作業に没頭、この間奥さんと相談できました。特に前頭側頭型の方は人との会話が苦手です。一人でゲームに没頭できる方が落ち着く印象があります。小児向けのゲームや、スマホのゲームアプリなどを探してみましょう。また同じ時刻に同じ行動をしたがりますので、ゲームの時間や場所などを決め、それを守ると良いでしょう。

おもちゃ

　認知症の人には不穏、被害妄想などのBPSDが出るときがあります。原因はさまざまですが、本人が夢中になれることをやれば、その発生頻度は減少します。迂回的な対処法ですが、例えば夕方、"家に帰る"と言いだす前に、何か楽しめることをしてもらいます。最近は、今の高齢者が子どものころに遊んだようなおもちゃがセットで売られています。女性用にはおはじき、お手玉、万華鏡、千代紙など、男性用にはメンコ、ビー玉、コマ、ヨーヨー、ケン玉などが入った「伝承玩具セット：冨士屋玩具」があります（図4-10）。図4-11は筆者が入院中の認知症患者用に用いた"メモリーボックス"です。ベッドサイドで楽しく、危険がなく、回想法的な話題につながるグッズをあつめました。

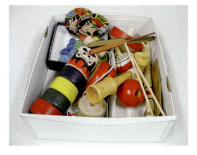

図4-10　伝承玩具セット

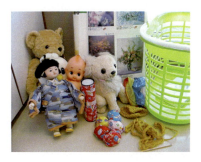

図4-11　入院患者用メモリーボックス

人形

　認知症の人はよく人形を可愛がります。女性は赤ちゃん人形、男性は犬やロボットを好む印象ですが、一緒に玩具店で実物を見て選びます。夜中不安になる認知症の方は、人形と寝ると良いと言われています。「いっしょにねんねすやすやメロディシリーズ：タカラトミー」は胎内音とゆったりメロディが出てきます。「抱き枕ハグビー（Hugvi）：ヴィストン」の頭のポケットにICレコーダーやラジオなどを入れ、音楽などを出すと落ち着く人もいるでしょう。

　その他、童話などの昔話をしてくれる「おりこうKUMA-TAN：フュージョンマーケティング」、哺乳瓶やオムツなどで人形を世話する「You & Me　これでカンペキ！スペシャルお世話セット：日本トイザらス」、しりとりや短い言葉で話しかけてくれるパートナーズの「おしゃべりまーくん」、「おしゃべりみーちゃん」、ピップRTの「うなづきかぼちゃん」、おんぶができる「ぽぽちゃん おんぶとだっこ：ピープル」、服薬や排せつの時間を家族の声などで教えてくれる「ユニタン：ユニケア」（図4-12）など。しかし、思い通り話してくれる人形は少ないです。そこで、筆者はICレコーダー（前述）から「○○さんデイに行こう」などの言葉や歌をICレコーダーに録音、袋に入れて人形に背負わせ、必要時に自動的に出したことがあります（図4-13）。

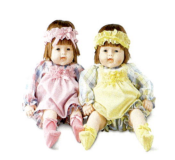

図4-12　お話人形ユニタン

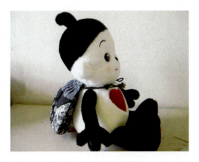

図4-13　ICレコーダーを背負った人形

> **関連トピック　デイで風呂に入らない人へ**
>
> 　　認知症が進むと自宅で入浴を拒否する人がいます。その場合、「お風呂もいっしょぽぽちゃん：ピープル」と、ICレコーダーから「お風呂に一緒に入って」と言わせ、さらにドリフターズの「いい湯だな」の曲を出すのはどうでしょうか（図4-14）。タブレットから温泉に入っている人の画像を先に見せるなども良いのでは。デイに行き始めたら風呂に入るようにします。デイの風呂は汚いと思う人は、最初に入れてもらいます。「法律でデイでは風呂に入ることが決まった」と説得した家族もあります。失禁が始まったら、デイでの入浴後に紙パンツをはかせてもらうと、導入がスムースになります。

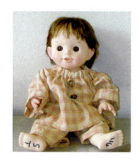

図4-14　お風呂用人形ぽぽちゃん

ぬいぐるみ

　動物型としては、「なでなでねこちゃんDX2：トレンドマスター」、話しかけに応じるのはタカラトミーの「ドッグ.コム」、「なんでしってるの!? しゃべくりハッピー」、「もっとおはなしダッキー：タカラトミーアーツ」、あとを追ってくるのは「こっちにおいで 愛犬てつ：イワヤ」、日時を教えてくれる「じかんぴったり おしゃべり柴二郎：イワヤ」、話すと歩いてくれる犬「ウォーキングトーキングバビー：ベストエバージャパン」、いろいろな動作を見せてくれる「スーパーアクション プリンちゃん：オスト」などがあります。「ハロー！ウ〜ニャン：タカラトミー」は猫型人形です。

　「マネしておしゃべり：山二」など、オーム返しする動物人形も出ています。テレビの音も感知し、身を震わして話してくれます。これを最近、ある幻視が強い人に貸しました。これと会話することで注意をそらし、覚醒度をあげて幻視を減らそうとしたのです。さらに、動きが激しい「ハロー！ズーマー：タカラトミー」の首に紐をつけ、動く範囲を限定して渡しました（図4-15）。注意を向けさせる一定の効果があった、と担当ケアマネから報告がありました。泳ぐ魚をみると落ち着くという説もありますが、水替えや餌やりが手間です。「アクアリウム」という本物そっくりの魚が泳ぎだすものが売られています。水槽型、フォトフレーム型、ペットボトル型などがあります。

　最近ぬいぐるみ用のボタン型スピーカー「Pechat（ペチャット）：monom、博報堂、アイ・スタジオ」が市販されました、介護者がスマホ上の言葉や歌を選ぶことで、スピーカーがそれらを発します。言葉をまねたりする機能もあります。

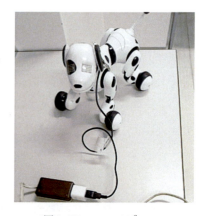

図4-15　ハロー！ズーマー

関連トピック　人間よりも可愛い？　人形現象

　人形現象という人形などをあたかも本物の人間のように可愛がったり、世話をしたりする症状が認知症の人には見られます。ポスターの写真やTVのアナウンサーなどに話しかけるなども、同様の症状です。一般的には人形、ポスター、画面上のアナウンサーはそれぞれ非生物、2次元、ヴァーチャルな対象ですが、認知症の人は生物、3次元、現実の人間のように感じているのでしょう。いずれにしろ人形を可愛がったりすることで、精神的な安定が得られるとする報告は多いです。精神年齢が幼児の気持ちとなって人形を可愛がるか、子供を育てた記憶が想起されていると思われます。人形には優位の感情で世話もできます。ドールセラピーはこれを利用した療法です。

市販ロボット

　高齢者に世話をさせる乳児ロボットは「スマイビS：ニュー・ライフ・フロンティア」です。「BOCCO：ユカイ工学」はロボット型の録音伝言板で、スマホを介したコミュニケーションが可能です。「しゃべってロボ：NTTドコモ＆NEC」、「OHaNAS（オハナス）：NTTドコモ＆タカラトミー」はスマホと連動して話すロボットです。「テレノイド：テレノイドケア」はロボットを介して遠隔で操作者が話したり、人形の操作をして表情を変えたりします。「ケアロボ：テクノスジャパン」、「Tapia（タピア）：MJI」は遠隔の見守り、会話、テレビ電話、音楽提示などが可能で、各種センサーで服薬状況を介護者のスマホに教えてくれます。「Chapit（チャピット）：レイトロン」は会話、ゲーム、予定の時間を教えてくれるほか、家電のコントロールもできます。「Robi jr.（ロビジュニア）：タカラトミー」は歌、声掛け、ダンスをします。さらに「ロボホン：シャープ」は電話もでき、レンタルも可能です。出先での会合や旅行に「OriHime（オリヒメ）：オリィ研究所」を家族などに持ってもらえば、そのカメラを介して、当人が遠隔で参加できます。「爆・笑太郎：タカラトミー」は電波時計付で自動、又は手押しでギャグを言います。

　高額で施設向けなのは「ハローキティロボ：ビジネスデザイン研究所」、「よりそいifbot：ビジネスデザイン研究所」、「Palro（パルロ）：富士ソフト」、「NAO（ナオ）：アルデバランロボティクス」などで、簡単な応答や、歌、クイズなどを出すことができます。一方、「PARO（パロ）：知能システム」は触りや、声かけに反応するアザラシ形癒しロボットです。最近はAI搭載で低価格の小型おもちゃロボット「COZMO（コズモ）：タカラトミー」も出ています。勝手に遊んだり、人や物を認識して接近してくるとのことです。街で最も見かけるのが「Pepper（ペッパー）：ソフトバンク」です。これに使われるアプリの開発も盛んです。レンタルできるロボットもあります。家庭でロボットと暮らす日が来ています。

3）火・水回り、見守り、排泄など安心安全機器

火・水回り、照明、温度、ガスの管理

　火災、煙、ガス報知器は必ずつけます。ガスコンロも電磁調理器（IH）、または空焚き防止センサー付きのコンロに変えます。IHを一人暮らしの高齢者に無料で支給している市町村もあります。ガスコンロは着火方法が慣れているもの（回転式、プッシュ式）を選びます。レンジは「単機能電子レンジ：各社」など操作が簡単なものにします。灯油式のストーブはやめます。仏壇の線香やロウソクは短いものに変えたり、防火マットを敷きます。"煙や匂い"が出る電気式線香や電気ロウソクも発売されています。

　風呂は自動で加熱、給水、停止ができるものが良いです。タカギ社の「あふれんコール」、「風呂っピー」は設定水位や適温になると教えてくれるアラームです（図4-16）。防水スピーカーとスマホをつなげば、入浴中に浴室外からの会話や、"髪を洗って"などの指示ができます。蛇口の締め忘れは自動水栓停止装置「水ぴた：IDEX」、「アクアオート：TOTO」で対応できます。電気の消し忘れ防止には、人を感じて、または暗くなると自動的に点灯・消灯する照明器具を使います。トイレの前や中に置いてトイレの場所を知らせたり、段差のあるところに置いて転倒を防ぎます。人を感知してカセットやテレビ、照明などの電源が入るセンサースイッチ、例えば「Beruf赤外線センサースイッチ：イチネンミツトモ」は、玄関で"外出引き止め"録音を自動的に流すなどの使い方が考えられます。

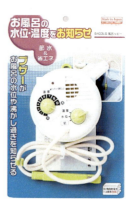

図4-16　風呂っピー

　冷蔵庫やパソコンのプラグを抜去する場合は、「コンセントカバー：各社」をかぶせます。ガスの見守り、供給停止サービスは東電などの電力会社が行っています。外出先のスマホから熱中症対策にクーラーを遠隔操作できるシステムが発売されています。最近は、「スマート家電」として、ネット（スマホ）を介して冷蔵庫、洗濯機、レンジ、炊飯器などの操作もできつつあります。いわゆるIoT（Internet of Things）機器です。

鍵各種

　外出中、鍵を閉めたか不安になる人は、最後に鍵をケースから出した時刻がわかる「楽キーケース：三共理研」を。閉めたら鍵の根元部の色が変わる「ChecKEY（チェッキー）：美和ロック」は施錠確認ができます。音で鍵のあり場所を教えてくれる鍵探し専用器は「キーホルダー型キーファインダー：各社」です。最近は指紋認証、暗証番号、カード、スマホなどで開く鍵もあります。

　外出防止用の内鍵としては、「ひとりで出かけないで：ガードロック」、「ドアノブ用補助錠：各社」があります。冷蔵庫、戸棚、タンスなどの開け防止には、「取れない蔵：ホビーハウス伊藤」（図4-17）があります。その他、キャビネットロック、引き出しロック、開き戸ロッ

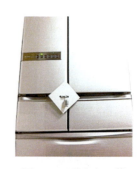

図4-17　取れない蔵

クなどを各社が市販しています。しかし、これらは最終手段です。使う前に、事前に情報を出す、近寄ったら自動的に音声で指示する機器などを検討して下さい（前述）。

お金・金庫

ある程度の額のお金を持っていないと不安になる人がいます。筆者は透明なハードファイルに2、3枚のお札をいれ、「非常用」として表示する「見せ金ファイル」をすすめています。いつでも使えるという安心感でお金への執着心が減る人もいます。（図4-18）。

通帳の置き場所を忘れ、それを家族や泥棒のせいにして警察を呼ぶ人もいます。いわゆるもの盗られ妄想です。部屋に鍵をかけても、"合鍵で入った"などと言い、対応に難渋します。従来、一緒に探すなどが言われてきましたが、前述のもの探し器などをまず使ってみましょう。

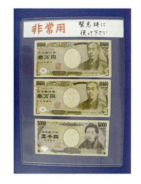

図4-18　見せ金ファイル

最近は「セキュリティーボックス」、「プライベートロックケース」など安価な鍵付き箱があります。指紋認証や生体認証の金庫は数万円から買えます。例えば、家族が一緒にいる時間帯のみ開けられる、タイムロック金庫も数万円からあります（図4-19）。通帳などのほかお酒、たばこなどを入れ嗜好時間のみ開けるという手もあります。人を感知して録画する「ホームセキュリティダルマ型カメラ：アメックスアルファ」ならば、留守の時誰かが開けた、などと言い出す人に録画像を見せられます。銀行の貸金庫も利用できます。一部の地方信用金庫などは預金の定期的な引き出し、配達を行っています。

進行する場合、現金での支払いができなくなります。早めに定額制のカードなどの使用に慣れておきましょう。通帳なども早めに家族に預けそこから少額を定期的に、記帳のコピーとともに渡す、口座をまとめておくなどを勧めています。財産管理や後見人制度などは社会福祉協議会に相談しましょう。

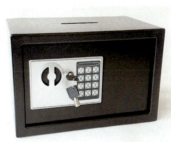

図4-19　タイムロック金庫

時計

「GRUS ボイス電波腕時計：インテック」は本体のボタンを押すと時間と日付を声で知らせてくれます。「日めくり電波時計：各社」は日時などが見やすいです。一定時間ごとに時刻を声で言ってくれる重度向時計は、「音声時計トークライナー：セイコークロック」（図4-20）、「トーキングりんごクロック：クレファー」、「パルデジットガイド：リズム時計工業」など。伝言板やメモリータペストリーと組み合わせましょう。午前と午後を混乱する場合はICレコーダーから「今は午前○時」、「夜○時です」などの録音音声を自動出力します。

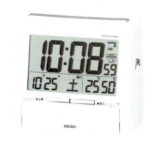

図4-20　音声時計トークライナー

補聴用機器

　受話音を増幅する「テレアンプⅢ：自立コム」が市販されています。難聴の方がテレビを大音量で聞くと、家族が疲れます。「耳元スピーカー：各社」を使えば、ご本人の耳元近くから音が聞こえます。ワイヤレスもあり。外見を気にして補聴器を嫌がる人もいますが、メガネと違い慣れるまで時間がかかります。早めに耳鼻科医や「認定補聴器専門店」で相談してください。最近ではレンタルできる、置くだけで充電できる、なくしたら音やGPSで探せる、手元の端末で音量を調節できる、スマホの電話が直接聞こえるなどの補聴器が出てきています。なお、脱衣場の壁に補聴器用の箱を貼るのも有効です。簡易な集音器はエスコアール社で取り扱っています。以上が使えない場合、タブレットを使い、家族の質問や返答を音声認識して文字で見せます。筆談より迅速です。

電話と緊急連絡

　最近は詐欺防止用に自動録音する、自動的に相手の名前を聞く、相手に警告する、受け手に注意喚起する、などの"迷惑電話対策"や見守り機能が付いた電話が各種市販されています。「おたっくす：パナソニック」は身内、知人以外の受信は拒否できます。「話せるペンダントQコール：キューオキ」は本人からの緊急連絡用です。「シルバーホンあんしんSⅥ：NTT」は人感センサーなどで、一定時間以上、お年寄の動作を検出しなかった場合などに自動的に通報先へ異常を知らせます。「Smart-CARE：岩通マニュファクチャリング」はマイク・スピーカーを内蔵しハンズフリー通話が可能です。困った時などに気軽にセンター等に連絡できる相談ボタンもついています。「緊急通報システム：アイネット」もドアホン、人感センサー、ペンダント、火災報知機などからなり、定期的に電話で状況を伺います。

室内見守り

　最近は数多くの見守り機器やシステムが市販されています。電気ポット、冷蔵庫、電気、トイレなどの使用状況からの見守りや、人の動きを感知して介護者に通知してくれます。「パルモ見守り番：iSEED」はエアコンを遠隔からスマホで制御できます。カメラで家の中や行動を観察するネットワークカメラは、多くはスマホとカメラを組み合わせたもので、現在は1万円台から各社が販売しています。会話可能な機種や暗視撮影が可能なものもあります。介護用見守りカメラのおすすめ人気ランキングのサイトも各種あります。「見守りテレビ電話 パルモ：iSEED」は回転するカメラ、テレビ電話会話、暗視撮影、録画機能を持っています。不在になった日時や服装が録画から特定できます（図4-21）。

　ベッド回りの離床センサーとしてテクノスジャパン社などは、上体を起こした時、ベッド柵を持った時、床マットに足を置いた時などそれぞれのセンサーシステムを発売しています。その他、大型家電店やインターネットで調べてください。以上は介護保険の適応に

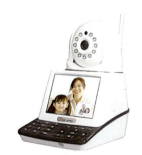

図4-21　見守りテレビ電話

なる場合もあります。また、これらの見守りサービスを無償で提供する市町村もあります。行政、ケアマネージャー、包括支援センター、介護ショップなどと相談してください。「セコム」、「富士通」、「やさしい手」などはセンサーとインターネットを活用した月額数千円の見守りサービスを実施しています。

外出防止

玄関に近寄った時に作動するセンサーで、同じ家にいる介護者や遠隔の介護者に外出を通知してくれるシステムも多数あります。「徘徊探知」、「徘徊お知らせ」、「ドア窓送信器」、「人感」「ワイヤレス」、「チャイム」、「呼び出し」などのキーワードで探してください。大型家電店では数万円からあります。特定の人のみに反応したり、自動録画するものもあります。

居場所検知

本人にGPS付のケータイ、スマホ、専用端末を持たせると、現在地を家族のスマホから探し出すことができます。もしもの時は、警備会社が本人のもとへ駆けつける有料サービスもあります。「ココセコム：セコム」は月額900円（※標準タイプの料金）からレンタル可（図4-23）。最近は靴にGPSを入れた「GPSどこでもシューズ：ウィッシュヒルズ」、「GPシューズ：ダイトウサービス」、「みまもるシューズ：ゆめゆめらいふ」（図4-23）があります。「徘徊感知器パルモどっち君：iSEED」は靴以外にもつけられ、移動をし始めた時の振動を感知して知らせます。設定エリアを出ると介護者などにメールする「エリア通知」、指定した時間にどこにいるかを通知する「タイマー通知」などが搭載されています。月額1,950円～でレンタルも可能です。

起床後これらを着用する習慣を早めにつけてもらいます。そのためには、毎朝ICレコーダーの声やアラームで着用を促すことが大事です。端末はお守り袋にいれる、着た状態からでは取れないように内ポケットを設けてそこに入れる、靴の甲に端末を貼り付けるなどの事前の対策が大事です。最近では、GPSを使わない「SANフラワー見守りサービス：加藤電機」や「見まもり用ビーコン：各社」も出てきています。屋内、地下などでも位置検索が可能としていますが、今後の発展を見まもりたいです。しかし、探し出しても戻ってもらうことは大変です。最善の方法は事前の情報提供などで外出を未然に防ぐことです（前述）。

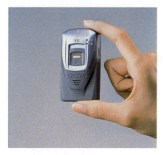

図4-22　ココセコム

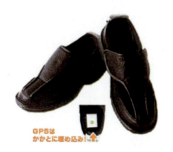

図4-23　みまもるシューズ

排泄関係

　排泄の問題は「排泄の困りごと110番（050-3786-1145）日本コンチネンス協会」、排泄用具の情報館「むつき庵（075-803-1122）」などで相談できます。トイレを汚すことが出てきたら、早めに床や壁に防水シートを貼っておきます。廊下の隅などに排尿する時は、そこに動物用の排泄シートを敷いたり、仏像など置くと良いでしょう。主に施設入所者用ですが、「おしっこセンサー：トクソー技研」はオムツが濡れた時に光で、「排泄ウェアラブルDFree：トリプル・ダブリュー・ジャパン」はスマホで尿と便の排泄適期時間を教えてくれます。

　トイレ自動洗浄の「リモコン自動洗浄ハンドル流せるもん：LIXIL」は一万円以下と安価です。便器にオムツなどを詰まらせてしまう時には、便器の横から除去できる「掃除口付きパブリックコンパクト便器：TOTO」があります。「流せるポータくん2号、3号：アム」、「水洗まる：メイクリーン」、「キューレット：アロン化成」は水洗式のポータブルトイレで排泄物の処理が不要、部屋にも匂いがこもりません。窓や洗面所の配管に結げて流します（図4-24）。

　吸引型収尿器でレシーバー手持ち型は「スカットクリーン：パラマウントベッド」、レシーバー装着型は「Behome装着式：朝日産業」、「TREZO kun（とれぞーくん）：メディカルタスクフォース」、「オートユリナイト：エコクリン」などがあります。パット型の「尿吸引ロボヒューマニー：ユニ・チャーム ヒューマンケア」はパッド内のセンサーが検知したら、自動的に吸引します。

　糞尿の吸引、洗浄などを自動で行う自動排泄処理システムには「マインレット爽（さわやか）：エヌウィック」（図4-25）、「スマイレッド安寝：スマイル介護機器販売」、「ダイアレット：スマイル介護機器販売」などがあります。適したものを関係者と探しましょう。介護保険での購入やレンタルも可能です。オムツ交換も不要で、皆が安眠できると良いですね。

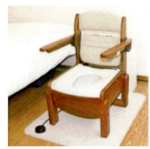

図4-24　流せるポータ君2号

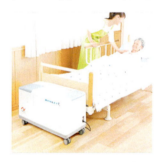

図4-25　マインレット爽

4）ATの展示場所、販売会社など

　所沢市の国立障害者リハビリセンターには、「認知症のある人の福祉機器展示館」があり、国内外から集めた各種ATが展示してあります（図4-26）。筆者の新記憶サポート帳や各種メモ帳もあります。見学予約が必要です（04-2995-3100　内線2523）。

　米国のネットサイト会社「The Alzheimer's Store」では認知症向けの種々のATなどを市販しています（https://www.alzstore.com/shop-alzheimers-store-s/2054.htm）。迷子、音楽、人形、失禁など20のカテゴリーに分けられています。

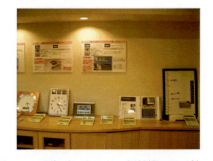

図4-26　認知症のある人の 福祉機器展示館

写真と自動翻訳された日本文を見れば、各ATの目的はほぼ理解できます。重度認知症の人向けの回想法の道具箱（例：園芸道具）や外出防止用のドアに貼る大きいポスターなど、日本にはない発想のものがあります。中には、いじりたくなるような部品（鍵やネジ）や引き出しなどがついた「Lock box」という、いわばいじり箱が販売されています。その他、Dementia shop（英国）、Dementia shop Australia（オーストラリア）などもご覧ください。

日本でも最近、ネット上に認知症や高齢者の介護に役立つ便利グッズの紹介や販売サイト、認知症の人自身が日ごろ使っているグッズを紹介するサイトなどが増えてきました。高齢者全般に使えるものや、思いもかけなかったものが市販されていたりします。ご自身でも探してみて下さい。

「エスコアール」は、障害者・高齢者支援用のグッズや口腔清拭具、玩具、回想療法用教材やDVD、日記、もの探し器、服薬カレンダーなどのATを扱っています。電話（0438-30-3090）やネット（https://escor.co.jp）からも取り寄せできます。

「おもちゃのネット販売　田村榮商店」では、昔懐かしいおもちゃを市販、高齢者にも使えそうなものがあります（https://www.tamuraei.co.jp/）。

認知症ONLINE：本当に便利だった認知症介護で使えるグッズ5選
https://ninchisho-online.com/archives/2155/

dfshop
https://dfshop.thebase.in/

高齢者iroiro：通販で買えるリハビリ用品＆介護用品
https://reha.blue/?p=334

介護用品の通販　ケアタウン
https://caretown.info/

40歳からの遠距離介護
https://40kaigo.net/

イーサプライ：シニア（高齢者・障がい者）向け便利グッズ
https://www.esupply.co.jp/ItemList/001002008

高齢者の便利グッズ情報
http://seniortool.link/

高齢者に役立つおすすめ生活用品
https://profile.ameba.jp/ameba/osusumeyouhin

佐藤雅彦のホームページ
https://www.sato-masahiko.com/

覚えてる会（もの忘れ懇談会）ブログ　※図4-27
http://monowasurekondankai.seesaa.net/

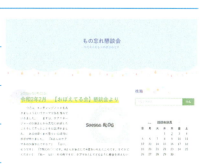

図4-27　覚えてる会（もの忘れ懇談会）ブログ※

※筆者が2007年より主宰しているMCI・認知症の本人会のブログです。本人たちの生活上の困りごとなどを記録した「覚えてる会（もの忘れ懇談会）ニュース」があります。ATの開発のための資料などにお役立てください。

関連トピック　入院認知症患者への支援案

　千葉ろうさい病院では2009年にDST（Dementia Support Team：認知症支援チーム）を立ち上げ、入院中の認知症患者へ以下の支援策を提案しました。入院時には電子時計、思い出の写真集やDVD、好きな人形などを持参してもらう、病室の内装は昔風にする、メモリーボックス（p.69）やブラックボード（p.67）の準備、話し相手ボランティアの病室への派遣、スマホで家族とテレビ電話ができるよう入院時に設定（p.74）、デジタルフォトフレーム＋デジカメ＋SDカードで家族の伝言動画の作成（p.90）などです。さらに、顔の見えるナースコール、離床時の通知システム、「ベッドサイド情報端末システム：ヴァイタス」、院内移動場所把握システム、低床ベッド「ぺったんこベッド：サンヨー」などの導入などです。なお米国には、認知症患者の入院時でのガイダンスブック「Hospitalization Happens: A guide to hospital visits for individuals with memory loss：認知症患者の入院案内」があり、ネットから印刷可能です。

第4章のまとめ

　紹介したATの使い勝手は、利用者の状況で異なります。詳しくは各メーカーにお問い合わせください。ネットの評判サイトなども参考に検討してください。今後、ますますATとして使える機器は出てきます。関係者にとって大事なことは新しい機器ができてから応用例を考えるのではなく、常にこんな機器があれば、この問題に対処できると考えておきます。そうでないと、新しい機器ができても応用法が考えられません。思いついたら工学系の研究会や学会に参加し、研究者や企業にどんどん提案しましょう。一般社団法人人工知能学会のメーリングリストに登録すると研究会などの開催情報を配信してくれます。

第5章　スマートフォンや服飾による生活支援

1）スマートフォンによる支援

　健常高齢者やMCIの人には携帯電話（安田 2007b）、最近ではスマートフォン（スマホ）の使用を薦めています。今後はスマホでより良い支援が受けられるからです。現在は電話機能のみでなく、「カレンダー」「時計」「歩数計」「乗り換え案内」「地図」「天気」「予定とアラーム」「カメラ」など、よく使うアプリケーション（アプリ）が最初から搭載されています。それらの利用方法も、例えば、スマホに向かって"○○さんに電話"、"20分後にアラーム"、"○○タクシーを呼んで"と言うだけで、静かな所ではほぼその通り動いてくれます。さらに、"今日の自分の予定は？"、"ここから病院へ行く道順は？"など、個人的な予定や状況にそった要望にも、あらかじめデータを入れておけば教えてくれます。買い物や交通機関の支払いも可能です。高齢者のための"電子秘書"とも言えます。若年認知症を持つ佐藤雅彦氏も「魔法のツール」と言っています。以下の活用例は一部携帯電話でも行えますが早めにスマホに変更し、将来、自分を助けてくるミドルテクATと考え、操作を覚えましょう。介護者が先に使って慣れておくのも手です。

　ドコモ「らくらくフォン」、au「BASIO（ベイシオ）」、ソフトバンク「シンプルスマホ」などのシニア向けスマホは簡単で、見やすい画面になっています。一般のスマホでも、「ラクホン：システムアドバンス」、「かんたんホーム：KDDI」などのアプリを入れれば、シニア向けの画面に変更できます。ソフトバンク「シンプルスマホ」には、さらに「アシストスマホ」という障害者向けのサービスがあります。介護者は「サポートweb」を介して利用者のスマホ画面の設定、スケジュール管理、見守りなどが、介護者のスマホから操作できます。同様の遠隔画面操作アプリとして、「TeamViewer：TeamViewer」などがあります。これらを使えば、遠隔でスマホの使い方が指導できます。

　子供用のスマホも使い方が簡単で、重さも軽く、安価です。さらに、常に居場所がわかる、自宅から離れたら教えてくれる、など介護者にも便利な機能があります。会話の相手も限られるため、すぐにその相手にかけられます。例えば、夫が怒りだした時、娘にかけ、直後に娘から電話をかけ直してもらうなどです。なお、「iPhone」スマホには、シニアや子供向けの機種がありません。そこで、以下では「Android」スマホ向けのアプリを紹介します。多くは無料です。

見守りとコミュニケーション

　「スマクロ：システムフレンド」はスマホを包んだぬいぐるみで、高齢者を意識した見守りとビデオ動画の送受信システムです。介護者からのビデオが届いた時、ボタンを押すのみでそれが見られるとともに、高齢者の応答する声や動画が直後に自動返送できる極めて簡単な装置です（安部

2017）。「Picot（ぴこっと）見守り装置：E&I」はスマホ内蔵ボックスで、ネット環境がなくとも使えます。写真と5秒間の録音伝言がやり取りできます。服薬完了確認ボタンあり。「まごチャンネル：チカク」は専用機とテレビをつなげると、スマホから送られてきた画像が見られるシステムです。その他、「ばあちゃん元気：soramimi」、「みまもりGPSアプリ：ソフトバンク」、「介護ろぐFree：GalleryApp」などのアプリがあります。

服薬と予定管理

　服薬アプリの「お薬ノート：カラダノート」、「あっ！くすりLite：東京大学大学院医学系研究科」、「お薬アラーム プロ：syo-app」は、食間、食前など細かくアラームが出せたり、飲み終わりをチェックできます。服薬後にボタンを押せば家族に通知されます。服薬専用器は前述（p.64）。最初から搭載されている"予定"アプリでも、服薬や予定の管理ができます。一旦入力すると、その時間にアラーム音で教えてくれます。「あらた：インサイト」はスマホから服薬などの予定をアラーム音と音声で知らせてくれる、高次脳機能障害や記憶障害のある人を対象にした有料の生活支援アプリです。次に行うべき日課も同時に表示してくれます。使い方もわかりやすいですが搭載できない機種があります。「Any.do：Any.do」は音声で素早く日課を入力できます。その他の日課管理アプリとして、「チェックリスト：YKOM」、「付箋パッパッ：atStage」、「究極にシンプルなチェックリスト：JakiganicSystems」などがあります。「Remember The Milk：Remember The Milk」は買い忘れ防止用のアプリです。第3章ではICレコーダーの「アラーム再生機能」を使った支援例を紹介しました。最近、同様の機能を持つアプリ、例えば、「トーキング・アラーム：Mirolunapp」が出てきました。ただし、停止には停止ボタンを押す必要があります。使わなくなったスマホや携帯電話をコンセントに差し込んだまま、アラーム専用器として使う手もあります。

会話の録音、音声認識

　使用者や対話者の話を録音し、あとで再生して確認します。長い説明を録音する時などに活用しましょう。「Voice Recorder：Splend Apps」は使い方が簡単な録音アプリで、録音したものが時系列順に一覧表示されます。時間を設定すれば、自動録音するタイマー録音機能もあります。例えば、診察が始まる時間前に設定すれば、医師の説明の録音忘れが防止できます。「音声入力メモ Lite：計装エンジニアリング」は入力された話し言葉を文字に変換してくれます。筆者はメールソフトで音声認識した後に、パソコンに送り日記を作成したことがあります。日記専用アプリの「いまごと：アイブリ」は1日前／1週間前／3か月前／1年前」等の過去日記が表示され、有料で本にすることも可能です。

人名や顔の閲覧

　年齢を重ねると人の名前が思い出しにくくなります。そこで、電話帳の人を家族、職場、友人、趣味の会などにグループ分けします。人名を思い出せなくても、所属する会社やサークルは思い出しやすいからです。さらに、顔写真もなるべく添付します。目の前の相手の名前が思い出せない時

は、例えば電話がかかってきたように装い、電話帳を開いて目の前の人の名前を探します。加齢により人名想起の能力はいずれ低下します。人名を覚える訓練もありますが、スマホを使った代償法を予め獲得しておくべきでしょう。名前は覚えているが、顔が思い出せないこともあります。初めて会った時、顔写真を撮らせてもらいます。「Skitch：Evernote」は撮影した写真や地図に文字が書き込めるアプリです。さらにそれらを見る時間を毎日設けて、学習します。ある軽度の認知症の方は、毎晩新しく撮影した人の写真を眺めて"復習"していました。「everyStory：David Keene」はスマホの写真上に、音声を貼り付けるアプリです。あとで名前を入れるのが面倒な場合には顔とその人の名刺を一緒に撮ります。または、自己紹介をしてもらい、ビデオで録画します。こうすれば、名前、声、表情やエピソードが記録でき記憶に残りやすいです。

もの、道具、車探し支援

　高齢者の多くは、財布やメガネをよく探します。置き場所を決めていても思わず、違うところに置いてしまうからです。通帳や印鑑などの収納場所を忘れると、もっと面倒です。そこで、しまう時にその物と場所を日付付きで、スマホで撮影しておきます。忘れたらその写真を見ます。「Snapy, The Floating Camera：SchizTech」は初期画面にカメラのシャッターボタンがだせるので、すぐに撮影ができます。

　前述のもの探し専用器とは別に、スマホとタグがBluetoothで連動し、音で探すものがあります。タグは500円玉大の大きさと薄さです。「キーファインダー：DAXGD、Lovoski、Aosnow、各社」、「NUT2：passion」、「TrackR.bravo：ビーラボ」、「Stick-N-Find：メディアブリッジ」など、いずれも1個のタグは1,000〜2,000円程度で、数個から10個までのタグが管理できます。親機をなくしたとき、子機から親機を探せるものもあります。やや音が小さく高音で高齢者に聞きにくい、動作が不安定、説明書が英語のものもありますのでご注意下さい。「MAMORIO：MAMORIO」は、小さなタグを鞄などに付けておけば、それを持ち忘れて移動した時、スマホに知らせてくれたり、地図上でも確認できる時があります。

　「Metal Detector：Alexandr Balyberdin」は畑や庭仕事用の道具探しとして、草や土中にある道具を探す金属探知機です。車の駐車位置を忘れることもありますが、それを探せる「駐車位置ナビ」アプリもあります。駐車位置ナビアプリのランキングサイトを参考にして下さい。最近は車とスマホの位置が離れた時、スマホに車の位置が自動的に残るようなシステムもできつつあります。

居場所、方向探知

　現在いる場所と目的地をすぐに知りたい時は、例えば「Google音声認識」に"声"で入力します。すると、"声"や文字でその場所まで案内してくれます。特にアルツハイマー病では道順の記憶が障害されやすいので、早くからこの機能に慣れておきたいですね。ある若年認知症の方は、車の運転をやめてから自転車で出歩くのが趣味になりました。この機能で自宅に帰っています。ソフトバンク「シンプルスマホ」の「アシストナビ」では、歩く方向に迷った時スマホを前方にかざせば、

方向を示してくれます。認知症が進行した場合、人に聞かないで、歩き続ける人が多いです。その時GPS付スマホやGPS専用端末を持っていれば、介護者のスマホから居場所が簡単に探せます。「どこ・イルカmini：ユビキタス」はスマホから対象者の現在地、足取りがわかるシステムです。メモアプリ「Google keep（グーグルキープ）：Google」はスーパーの近くに行ったら買いものリストを自動的に表示してくれます。

テレビ電話とグループ支援

　最近のスマホは「Skype（スカイプ）」、「LINE（ライン）」などのアプリでテレビ電話（ビデオ通話）ができます。認知症の人と顔を見ながら話せれば、見守り、会話、服薬確認などに大きな効果が期待できます（後述）。LINEでは認知症の人同士や介護者同士が最大10人まで、同時に皆の顔を見ながら相談できます。従来の電話では不可能だった画期的な技術です。さらに、LINEによる支援ネットワークシステムを以下のように考えました。

　LINEで複数の支援者とグループを作ります。そのグループに、話したこと、やったこと、聞きたいこと、などを音声認識などで入力し、"音声トーク"と言う文字列を残します。カメラで財布を置いた場所なども撮って載せます。一方、支援者は、例えば電子レンジの操作方法をビデオで撮り、その題名も"音声トーク"にして一緒に送ります。レンジの使い方がわからなくなったときは、"電子レンジ"で検索します。すると、そのビデオのある画面が表示されます。以上の操作ができれば、同じことを聞く頻度が減るはずです。検索が困難な時は、そのグループに支援を頼みます。都合の良い支援者が、検索や相談に応じてくれるはずです。テレビ電話（ビデオ通話）を起動しレンジなどに向ければ、支援者が声で操作を教えてくれます。LINE画面をスリープ状態にしておけば、電源ボタンですぐに起動できます。LINEは必ず有力な遠隔支援アプリになります（図5-1）。

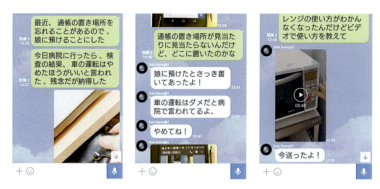

図5-1　LINEによる支援ネットワークシステム

難聴、電話、伝言

　スマホを補聴器のように使うことができるアプリ、例えば「u sound：Newbrick S.A.」があります。「SpeechCanvas：FEAT Limited」、「こえとら：FEAT Limited」、「Voice Text Memo：Kobe Software」、「こえふうせん：FORES Labs」、「UDトーク：Shamrock Records」は話した言葉が次々

と文字になり、難聴の相手に示せます。拡大表示できたり、ネットがない場所でも可能なものがあります。「見える電話：NTTドコモ」は通話の相手の言葉をリアルタイムに文字に変換し、スマートフォン画面に表示してくれます。「手書き電話UD：Shamrock Records」は難聴の相手とリアルタイムで遠隔筆談ができます。伝言も残すこともできます。同じことを聞いてきたら、このように残した伝言を見せて、納得してもらいましょう。タブレットを使えば大きく表示できます。

その他のアプリ

　「アラームカレンダーPlus：Moyou」、「Timenote：Katsunobu Ishida」は日付を自動的に音声で言ってくれたり、目覚まし時計にもなります。時間感覚が低下し、デイの送迎車を数時間前から待つ人がいます。「特別支援スマホアプリ タイマー：富士通」、「タイムキーパー：rossa104」、「あさとけい：MEDIANO」は出かけるまでの時間を教えてくれます。「目覚まし動画アプリ」で検索すると、好きな曲や動画が設定時に流せるアプリが出てくるので、目覚ましや怒り防止のための音楽療法（後述）、さらには動画による日課促進療法になります（後述）。

　ゲームは気分転換になります。「風船割り：CoCoPaPa Soft」は画面下から浮いてくる風船を指で割ってゆくストレス解消アプリです。「MagicPiano：Smule」は画面上方から落ちてくる輪をタッチするだけで洋楽、クラシック、映画音楽などが楽しく弾けます。

　さらに、より良いアプリを探したい場合は、「おすすめ高齢者スマホアプリ」、「見守り・介護人気アプリ」などの紹介サイトをご覧下さい。東京都障害者IT地域支援センターは障害のある人向けのアプリを分類して公開しています。以上のアプリの使いやすさは個人差があります。自分に合ったより良いアプリを探してください。iPhoneにも以上で紹介したと同様のアプリがあります。

スマホケース改造メモ帳

　カードが入れられる市販のスマホケースは、筆記具やメモ紙の収納ができません。そこで、メモ紙用に透明なビニール片をつけ、さらに筆記具の収納法を工夫しました（図5-2）。これを首から下げてポケットに入れておけば、すぐにメモが書き込めたり、本体から支払いができます。なお、磁石付きのスマホカバーは、裏に磁気テープのあるクレジットカードなどには危険とされます。使用の際にはご注意下さい。作り方は筆者HP参照。

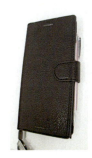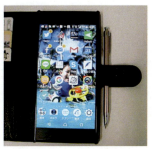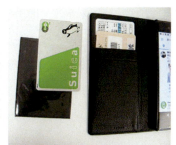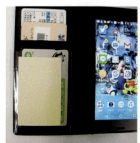

図5-2　スマホケース改造メモ帳

スマホ支援まとめ

　スマホを覚えるのは健常高齢者にとっても、容易ではありません。しかし、覚えておけば、MCIや認知症になってもスマホからの支援が受けられます。参考までに図5-3は携帯電話を覚えた85歳の認知症の方が使っていた、使用法を記したタグです。朝はスマホのアラーム音でスマホを持つ、夜は同様に充電することが大事です。一旦覚えてもたまにしか使わないと操作を忘れます。一定時間にアラームを出して、"毎日"家族や友人などと練習しましょう。指の乾燥で、画面操作が不安定な人はタッチペンを使用します。今後、入力や操作方法が認知症でもわかりやすい専用アプリの開発を願っています。

　各社とも障害者割引制度があります。最近は「格安スマホ」も出ています。手続きなどがやや複雑ですが、家族や店の人と相談してください。月500円程度で何度でも使い方を説明してくれる遠隔サービスも非常に便利です。民間のパソコン教室も高齢者の受け入れに熱心で、スマホ教室も兼ねています。料金も1回1,000円程度で、中には出張してくれるところもあります。公民館のパソコン教室に参加したり、仲間内でも勉強会を持つようにしましょう。パソコン／スマホを指導するボランティアグループも増えています。東京都には障害者IT地域支援センターがあり相談、実習などが受けられます。各都道府県にも同様の施設がありますので最寄りの施設に相談して下さい。

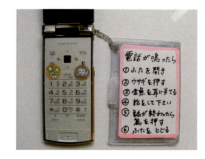

図5-3　携帯電話の使用法タグ

2）各種のATが収納できるメモリーベストなど

　日常生活を支障なく過ごすには、既述のメモ帳、ICレコーダー、スマホなどのATを活用すべきです。しかし、記憶障害や認知症のある人はそれらを持ち忘れたり、使うのを忘れたりします。そこで、これらを収納できる服があれば、持ち忘れが防げます。以下は和洋女子大の嶋根歌子研究室と開発中の服飾類です。いずれも「メモリー」の名称を語頭につけました。

メモリーベスト

　メモ帳を持っていること自体を忘れたり、バッグから面倒がって取り出さないことがあります。一方、認知症の人がよくなくすものは、スマホ、携帯電話、鍵などです。そこでそれらがポケットに収納できたり、すぐに取り出せるものとしてベストに注目しました。ベストは安価で、着用が容易、外出時を含めほぼ年中着用できる、収納物別や情報提示用のポケットなどを設けやすい、などの理由からです。Bourgeois（2014）は透明のポケットを張った単純で、重度認知症向けメモリーエプロンを発表しています。筆者らは、おしゃれで外出でき、メガネ、財布、鍵のみならず、各種ATの収納や操作ができる軽度認知症向けメモリーベストを考案しました。このベストは、図5-4のようにコンパクト式目の前伝言板や、スマホの画面を開いたまま、操作できます。裏はメッシュ

のポケットがついています。そこで、メッシュのポケットの中に、「今日は〇日」、「今日はデイに行く」などと書いた紙を入れ、ベストをめくると見えるようにします（図5-5）。

　重度の認知症では数分でメモを入れたことや用件を忘れます。その場合には、裏返しに着て、常にポケットの中の物やメモが見える状態にします（図5-5）。外出時にはこの上にカーディガンなどを羽織ります。以上の機能はもの忘れの程度や必要性に応じて選択します。還暦の頃から、このベストを着始めると良いと考え、愛称を「還暦ベスト」としました。必要に応じて肩パットはGPSに替えます。縫製してくれた永江美代子、鏡味絹子両氏に感謝します。

　このベストの簡略版の型紙が筆者のHPにあります。ダウンロードしてリフォーム業者などに作成依頼をして下さい。女性用のポケット付きベストは、"通販"のホームページに各種あります。市販のベストの裏側にメッシュのポケットを縫いつけるなど、改造しましょう。

　ただし、ベストにいれると、重さで肩がこります。その時は、ポケットが太腿部にもあるカーゴパンツ（ズボン）をはきます（図5-6）。「すわるパンツ：バリューイノベーション」は座ったままでも物を取り出しやすいようポケットが工夫されたズボンです。なお、失禁の恐れがある方は、濡れても目立たない黒いズボンがお薦めです。

　作業用のワイシャツは両胸に大きなポケットがあり「メモリーワイシャツ」として使えます（図5-7）。ポケットの上部にあるフタをとりはずし、図5-8のクリップ付取り出しひもをつけます。

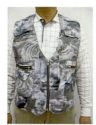
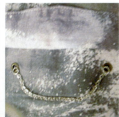
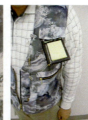
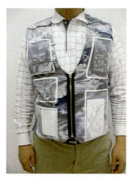
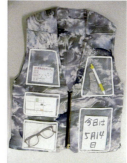

図5-5　メモリーベスト裏側

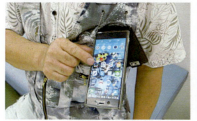
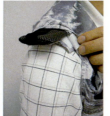

図5-4　メモリーベスト

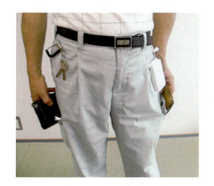

図5-6　カーゴパンツ

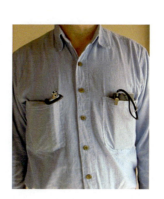

図5-7　メモリーワイシャツ

> **関連トピック　日中の活動をビデオで録画**
>
> 　日中の行動をすべて録音録画できれば、物の置き場所や話した内容などの検索につながり、重要なMCI・認知症へのATとなります。メモリーベストに小型ビデオと広角カメラを装着、MCIの方が目の前の状況、相手の顔や声、手にした物などを録画、さらにICレコーダに今やっていることを録音してもらいました（安田ら 2011）。別にICレコーダーや服着メモ帳からは、「ベストを着る、充電をする」、などの指示を適宜、または常時与えました。「生活支援のため撮影中」と表示して、買い物にも行きました。そして、11時間の記録に成功しました。その後、録音された音声を音声認識し、その記録からビデオ画像を検索しました。今後、"必要時のみの自動録音録画"、"第三者の顔への自動的モザイク"などができれば、充電問題とプライバシー問題が解決できます。現在、後述のスマートグラスでこれらができつつあります。

メモリーハンドバッグ

　鞄の持ち忘れも多いです。鞄を肩から斜めがけにすれば外しにくく、持ち忘れが減ります。高齢者はハンドバッグに詰め込みすぎる傾向があり、目的の物がすぐに取り出せません。そこで、伸び縮みする色違いの紐で財布、鍵などを結び、紐の他方の端には色つきクリップをつけ、バッグに取りつけます。探すときはその色の紐を引き寄せます（図5-8）。市販の帽子止めクリップも使えます。筆者は各ポケットの入り口にこれを付け財布などをつなげています。

　市販の蛇腹式のハンドバッグ「ラム革多機能手提げバッグ：ユリ・コジマ」や透明ファイルをハンドバッグにいれ（例　インナードキュメントファイル：リヒトラブ）、そこにモノをいれれば整理と探しが楽な「メモリーハンドバッグ」になります。ハンドバッグが多いと、どれに入れたか忘れます。一番良いものを残しあとは処分を勧めます。できない方は小さなバッグを常用し、持ち歩くときはより大きいハンドバッグに入れます。いわゆる「バッグインバッグ」です。

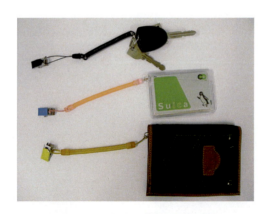

図5-8　クリップ付取り出し紐

メモリーウエストバッグとメモリーポーチ

　市販のウエストバッグにメモ帳と、ICレコーダーの収納袋をつけました。これですぐにメモが書け、ICレコーダーから「薬です」などの録音音声が聞けます（図5-9）。パスポートなど旅行グッズを効率よく収められる首かけバッグ「セキュリティーポーチ」も便利です。「メモリーポーチ」としてここにも、メモ帳を貼り付けました。

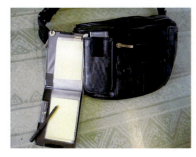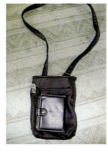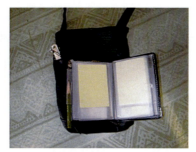

図5-9　メモリーウェストバッグとメモリーポーチ

メモリータペストリー：ウォールポケット

　メモ用紙、手紙や書類、よく使う物、薬、診察券、メガネなどを分散して置くと、探すことが増えます。そこで、これらがまとめて収納できる壁掛け式「メモリータペストリー」を試作しました。図5-10はその全体図と上部です。最上部は薬袋、メモ紙、鉛筆入れです。デジタル時計は日付確認用です。これをタブレットに変えてテレビ電話をすれば、会話や服薬の確認が遠隔の介護者でもできます。伝言板は鉄製にすれば、磁性シートに「今日はデイ」などの定型文が貼れます。メモ紙も磁石で留めます。スマホの収納と充電もこのポケットで行います。一番下のハト目にはカバンつり下げ用のS字フックをかけます。タペストリーへ注意を誘導するため、孫や本人の思い出写真などを貼ります。目覚まし時計やICレコーダーから定期的に音や歌を出せばより効果が上がります。

　100円店やネット上では、「ウォールポケット」という名前で透明な袋をもつタペストリーが売っています。透明ならば入れ忘れが家族にもチェックできます。お薬カレンダーなどを組み合わせても良いでしょう。これを居室や玄関の壁に吊るし、入退室の時に物を納めます。人目につかないように下駄箱に収納箱を置くのも一法です。

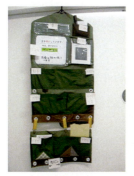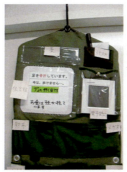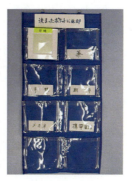

図5-10　メモリータペストリー：ウォールポケット

第6章　各種療法による心理、生活、コミュニケーション支援

　　現在、回想法、音楽療法などさまざまな非薬物療法が、主に施設入所者やデイの参加者向けに行われています。これらは精神症状や行動障害の緩和だけでなく、コミュニケーションや意欲を維持する目的を持ちます。本章では主にミドルテクATを用いた各種療法の試みを紹介します。これらの療法のエビデンスはいまだに低いままですが（日本神経学会 2017）、皆で経験と研究を重ねエビデンスレベルを上げるようにしましょう。臨床では、対象者の個別性に合わせた選択が大事になります。

1）回想法による心理支援

回想法用の教材

　　認知症が重度化すると、言葉の意味などが理解できなくなります。しかし、重度の症例でも一定時間集中して楽しめるものが提供できれば、BPSDの発生を回避できる可能性があります。回想法は重度の認知症者にも適応できる介入法の一つです。回想用の写真としては、「写真でみる日本生活図引1−8巻、別巻：弘文堂」、思い出の映画俳優や歌手などの写真を活用した「ブロマイド回想セット1〜4：トレンドマスター」などが市販されています。往年の芸能人による「昭和スターかるた：飛翔」もあります。「唱歌カルタ：羽立工業」はCDからの曲で札を取るものです。最近は、回想に適した写真などを無料で見られるネット上のサイトがあります（例「なつかしの写真館」）。「NHKアーカイブス」では過去のさまざまな番組が無料で提供されており、「回想法ページ」もあります。一方、検索サイトに、例えば「横綱」と入れて"画像"ボタンを押せば、関連写真が大量に出てきます。これを見ながら相撲好きの人と話ができます。病院の待合時間などで、落ち着かない時に見せると良いでしょう。大武（2012）は写真を持ち寄り互いに発表しあう集団回想法を提唱しています。

　　北名古屋市には「北名古屋市歴史民俗資料館（昭和日常博物館）」があり昭和のさまざまな日常品、食品、ポスターなどを大規模に展示しています。昔の家具などを探してきて部屋に配置すると、落ち着く空間ができます。山崎（2008−2009）は自宅に昔のアルバムなどが見られる回想法コーナーを作りました（図6−1）。さらに、山崎（2015）はタブレットによるヴァーチャル仏壇を提案、画面上に線香の画像を提示する、命日などの日を教える、故人の顔を出して会話する、などによる回想法を提案しています（図6−2）。

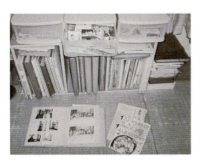
図6-1　回想法コーナー

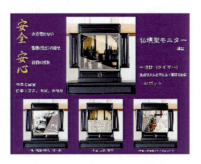
図6-2　ヴァーチャル仏壇

回想法用ビデオ

　1997年ごろ米国で、認知症の人が好みそうな話題や歌をゆっくりと語り、歌いかける一般向けビデオが発売されました。そこで、日本人向けに私たちが作ったのが、「語りかけビデオ（DVD）」2種（春夏秋冬、ふるさとへの旅）です。懐かしい唱歌の間に、歌に関連した話題が語られます。また、それらの歌だけを集めたのが「なつかしの唱歌（DVD）：エスコアール」です。あるデイサービスの方からは歌手が男性なので、高音が聞きとりにくい高齢者には良い、と言ってくれました。多くの回想法は施設で職員が主導して行うことがほとんどですが、これは在宅で、音楽療法を兼ねて一人でも楽しめます（図6-3）。「パソコン回想法：エヌ・プログレス」のDVD版は、昔の道具や風景などが、質問や解説などと一緒に出てきます。「懐かしの玉手箱：シルバーチャンネル」は昔の道具や行事、例えば、洗濯板や餅つきなどの動画集です。

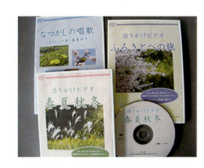
図6-3　語りかけビデオ

思い出写真ビデオ（思い出ビデオ）

　認知症が重度化すると、上記のビデオも楽しめなくなることがあります。そこで、個人向け回想ビデオ、「思い出写真ビデオ」を考えました（図6-4）。これは本人の写真50-100枚をビデオに録画し、短い共感的なナレーションと唱歌をつけ、30〜40分間録音したものです。中重度の認知症患者12人はテレビ番組よりも、この思い出ビデオを集中して見ていました（図6-5、1A2A期）。つまり、テレビ番組が楽しめなくなった認知症の人でも、このビデオを楽しめることが示唆されました（Yasuda et al. 2009）

　ある息子は、認知症の母親がビデオを見た後、「昔の母親に戻ったようにやさしくなる」との感想を述べてくれました。結局、この母親は3年間同じビデオを見てくれました。昨日見たことを忘れるから飽きないのです。嫉妬妄想や悪態を家族や介護者に示すことも多くあります。この方も夫に対しひどい悪態をついていました。夫に対し悪い思い出のみが出てくるのでしょう。

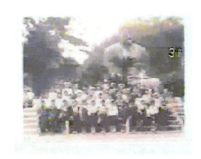
図6-4　思い出写真ビデオ

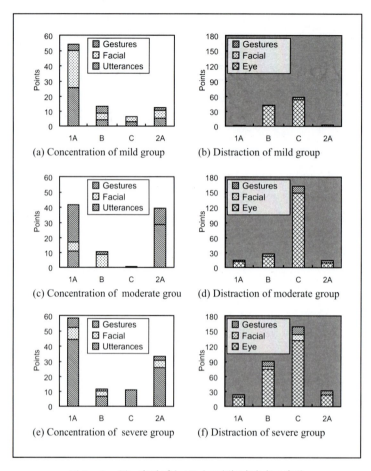

図6-5　思い出ビデオ12人の認知症患者の実験

　しかし、思い出ビデオを見て夫婦仲の良かったころを思い出したのか、見終わった後、夫にやさしい言葉をかけたそうです。周囲に対し常に怒っている男性の認知症の方が、自身の思い出ビデオを見て、満面の笑みになったのも目撃しました。昔の悪い記憶を思い出してしまう人への、良い記憶の補充療法とも言えます。現在はテレビ電話で画面のアルバムを一緒に見ることもできます。試してみましょう。最近はやや高額ですが、送られてきた写真をDVDなどにデジタル化してくれる会社もあります。ネットで検索して下さい。

　最近のカメラは動画も簡単に撮れます。音楽を流しつつナレーションを語り、同時にカメラで録画すれば簡単に思い出ビデオが作れます（安田ら 2006b）。孫などの質問者が画面に出て、手に持った写真について聞くタイプの思い出ビデオもお薦めです。それをSDカードやDVDにすれば、DVDプレーヤーやパソコンでその動画が再生できます。さらに、多くのフォトフレームは、電源の自動on/offで画像の自動再生が可能です。「KD8JV-S：恵安」は、1日1回の動画の自動再生もできます。夕暮れ時の不穏などに対して、思い出ビデオなどの自動再生はかなり有効でしょう（図6-6）。同様に、デイに行く前に"デイへのお誘い"ビデオを自動的に流すのも良いでしょう。図6-6（中）はフォトフレームのカバーを兼ねた伝言板です。

　写真に音声がつけられるものもあります。例「メッセージフォトアルバム：インテル技研」は

72枚の写真に10秒の音声が記録できるものです。「アクトボイスペン：エスコアール」は、家族が写真などに思い出話などを録音したシールを貼り、ペンを近づけるとその話が聞こえます。例えば、写真に「どこに行った時の写真ですか？」などの質問を入れたり、思い出話を入れると、回想法のツールになります。知人や友人の名前を入れておき、それらを思い出す訓練にも使えます。ペンの中にMicroSDカードが挿入できるため、一枚数分間で計5時間の音声が録音できます（図6-7）。

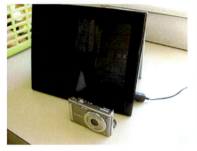 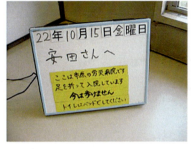 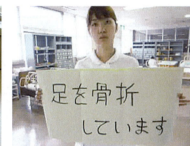

図6-6　フォトフレームによる動画再生

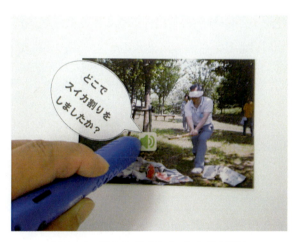

図6-7　アクトボイスペンによる回想法

2）音楽療法による生活支援

音楽でデイにさそう

　認知症が中重度になってくると、指示されてもやる気が出ない、指示を落ち着いて聞けないなどの症状が出てきます。その結果、録音音声だけでは、誘導が困難になってきます。そこで、指示音声を出す前に歌を先に出して、遂行意欲の向上を試みました（Yasuda et al. 2006a）。あるアルツハイマー病の方はデイサービス（デイ）に行くことを嫌がりました。そこで、デイの車が来る前に、外に行きたくなるような歌を流しました。明るくてリズム感があり、山や海などの自然を謳っている曲、具体的には『青い山脈』、『憧れのハワイ航路』、『丘を越えて』を録音、それらをデイの車が来る前に、ICレコーダー（ICレコ）から自動的に出力しました。歌に合わせて、表6-1のような指示も録音しました。

　開始してから3日目、奥さんが突然病院にこられました。「何か悪いことでも？」とおそるおそる聞くと笑顔満面、「大成功です！　こんな子供だましのような方法でうまくいく筈がないと思っていましたが。うれしくて報告に来ました」と言ってくれました。図6-8はこの方法を使う前後の、奥さんのデイに送りだすまでのストレス自己評価表です。開始してからはほとんどストレスがありません。他の方にも試したところ、6〜7割の方にはうまく使えました。デイを嫌がる人も多いです。デイの職員や気の合う人の声で「お茶でも飲みに来てください」などと、ICレコから音楽とともに言ってもらうと良いでしょう。

表6-1　音楽と音声指示の例

デイにいく曜日の8時25分
○○さん。おはようございます。○○病院の安田です。昨日はよく寝られましたか？　今日の天気はいかがですか？　早速ですが、懐かしい歌を聴いてください。「青い山脈」です。
青い山脈を出す（途中と終了後に以下のような音声をだす。以下同）
懐かしいですね。○○さんも若い頃は、よく山登りをされたのではないですか？　それでは次は、「憧れのハワイ航路」です。
憧れのハワイ航路を出す
楽しい歌ですね。こんな歌を聴くと海の方に行きたくなりますね。それでは次は「丘を越えて」です。
丘を越えてを出す
それでは、近くまで散歩に行きましょうか？　外は気持ち良いですよ。 （この後、最初の青い山脈から再度繰り返す。外出の支度をしているうちに、デイからの車が来る）

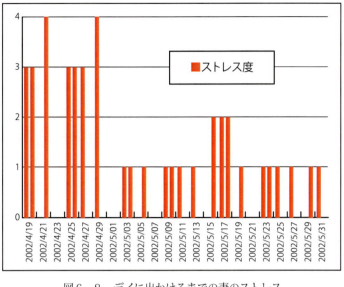

図6-8 デイに出かけるまでの妻のストレス
注：左軸の1〜4で、1が最もストレスがない状態

朝の音楽で日中も落ち着く

　さらに予想外の発見がありました。朝、音楽を聴くようになって数週間後、デイの職員から「この頃デイでは落ち着いている」と報告がありました。そこでデイとの連絡帳を見せてもらうと、表6-2のように「歩き廻る」などの記述が、音楽開始前の1か月半の間6回ありましたが、開始1か月半後は、「険しい表情をしていた」という行動が1回だけでした。この間薬などは変わりません。そのため、朝、音楽を聴いてくることで気持ちが安定し、さらにその効果がデイでも持続していた可能性を考えました。音楽療法学会でも同様な報告があり、音楽の効果は長時間に及ぶ可能性があると考えました（Yasuda et al. 2006a）。

表6-2　デイでの不適応な言動（連絡帳より）

使用前1か月半（3月18日〜5月2日）
言葉が一時きつくなる
歩き廻る
不機嫌な口調で表情硬い
一日中落ち着かない様子
検温なども拒否
休むことなく動く
使用後1か月半（5月3日〜6月17日）
ちょっと険しい表情

音楽で怒りも消える

　ある脳血管性認知症の方は些細な理由で奥さんを怒鳴っていました。杖で叩いたりもしたため、主治医は鎮静剤を出しましたが、奥さんへの暴言は続きました。一方、この方は言語室では唱歌を熱心に聴いていました。そこで、アマチュア作曲家に気持ちが落ちつくような唱歌集を選んでもらいました。「ふるさと」、「赤とんぼ」などです。そして、1回あたり3、4曲を1日10回自動的にICレコから出しました。それぞれ始めには筆者の挨拶、最後に「それでは、今日はゆっくりお過ごしください」、などと依頼しました。すると、2日に1回ぐらい怒っていたのが、その後はほとんど怒らなくなりました（Yasuda et al. 2006a）。ある時、本人が怒っている最中に歌が始まりました。すると本人は、すぐに歌のほうに聞き耳を立て怒りが収まったそうです。歌が終わると、1時間後の歌を楽しみにしていました。そのうち、「もっと聞きたい」という希望が出てきたため、いつでも歌が聴けるように、唱歌のテープを渡しました。奥さんからは「薬よりも歌のほうが効いた」との感想をもらいました。

音楽で勉強、散歩、起床をさそう

　脳卒中後のある失語症の方には家で文字の練習を薦めましたが、ほとんどやりませんでした。そこで、ICレコから音声で「宿題をやりましょう」と毎日決まった時間に指示を出しましたが、これも無効でした。そこで、ICレコから始めに唱歌を2曲ほど出して一緒に歌ってもらい、その直後に音声指示で宿題を勧めました。すると、それ以前宿題をやったのは月に2、3日でしたが、この方法の後は25日にもなりました。

　あるパーキンソン病の方は動きだすまでに時間がかかり、散歩も殆どしなくなりました。そこで、歩く前に唱歌を15分ほど聴かせ、その後奥さんから散歩に誘ってもらいました。すると、比較的スムースに散歩をするようになりました。その後、音楽が鳴ると自分から散歩の支度をするようになったとのことです。レビー小体型認知症も身体の動きが緩慢になりやすいです。この病気を持つ方にも同じ方法で散歩を薦めたところ、やはり散歩に出かける回数が増えました。

　一人暮らしの認知症の人も増えています。もの忘れよりも、朝目覚めた時やる気が出ない、と訴える方もいます。着替えも面倒という方もいました。そこで、目覚まし時計の代わりに、ICレコから私の挨拶、そして数曲の唱歌を流し、最後に「今日も元気よく起きて、着替えましょう」などと出力しました。試した5、6人の方からは元気が出ると好評でした。クモ膜下出血後でなかなか家事動作に取り掛からない方にも、ある家事を促す前に1、2曲出力し、その後に家事の遂行を勧めました。いわば、歌による家事促進法です。夜、なかなか寝ようとしない認知症の人もいます。子守歌などを流し、ベッドに誘うのも良いかもしれません。なお、経験では女性は唱歌、男性は流行歌を好む印象です。

歌が無効な場合もある

　もちろん歌は万能ではありません。周囲の音に敏感になり、風の音や子どもの歓声などを、異常に「うるさく」感じる認知症の方がいました。風の強い日や台風の日は特に落ち着きませんでした。ある方には病前、好きだった北島三郎の歌をICレコから自動表出しました。しかし、それらの曲に対して耳障りな表情を示したため、中止しました。妄想と不安が強い方には唱歌の合唱曲を家で聞いてもらいました。しかし、「合唱団が歌いに来た」と被害妄想的な混乱を見せたので、これも中止しました。時にこのような方もいますので、導入前後によく観察をしましょう。

音楽と人形で食欲増加

　重度のアルツハイマー病と脳血管性認知症を併発した女性は食欲が低下、摂取量が平均1、2割になりました。一方、外来では人形をよくかわいがり、唱歌なども30分以上聴いていました。そこで、人形から食事をすすめる音楽や言葉を出し、摂取量増加を図りました。ICレコに食事推進用の替え歌と声掛けを約40分間録音しました。元歌は「手をたたきましょう」で、歌詞を「今日のご飯はごちそうだ。おいしいよ」などに替えました。この替え歌をエレクトーンの先生が弾き語り、それを40分間に6回入れました。そのほか、「今日のお米は新米です」、「昔はご飯を残すと叱られましたよね」などの声掛けを各曲の前後に入れました。これを人形の背に入れて食卓におき、毎夕食時その人形から自動出力しました。すると、ほとんどの語りかけに返事をし、うれし泣きや手拍子を取ったりして、食べていました。その結果、その後の2週間で平均5割くらい食べてくれるようになりました。私たちも仲間と楽しく話しながら、あるいは音楽を聴きながら食事をすると、食欲が増します。これを人形とICレコーダーで試みたのです（Yasuda et al. 2006a）（図6–9）。

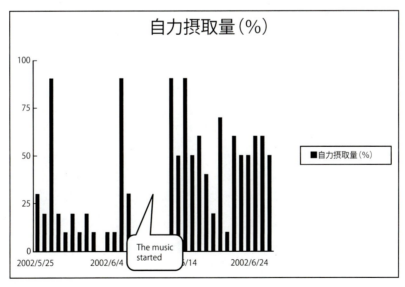

図6–9　食事摂取量

> **関連トピック　吸引歯ブラシなどの口腔清拭具の開発**
>
> 　認知症が重度になると、歯磨きができない、摂食や開口を拒否する、誤嚥性肺炎などの問題も生じてきます。口腔清拭も大事になりますが、指をかまれたりします。筆者はチューブ付きの歯ブラシで吸引しながら口腔清拭をする「吸ty」と、口腔内の照明開口器「ホタル」をファイン社と共同開発しました（市販中：https://www.fine-revolution.co.jp/）。口内が安全、手軽にきれいになるのみでなく、口臭も減ります（図6-10）。Youtubeで具体的な使用方法を紹介しています（https://www.youtube.com/watch?v=BZuwJsfQ9pk）。また、筆者は低床テーブル、後屈防止枕、一気飲み防止食器セットなども試作しています（筆者のHP参照）。

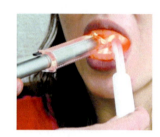

図6-10　吸ty吸引歯ブラシとホタル

音楽療法まとめ

　音楽を聴く前と聴いた後では、ストレスホルモンであるコルチゾールの量が減るとの研究が多くあります（中嶋ら 2013）。これが認知症の人にも音楽が有効な機序でしょう。現在、音楽聴取や歌唱は主に施設でリクリエーション目的で行われています。紹介したような、在宅で音楽を自動的に出力し、意欲向上や行動誘導に使った例は初めてです（Mulvenna et al. 2010）。音楽療法はBPSDに対して効果がある可能性が高いです（日本神経学学会 2017）。

　音楽療法士が在宅訪問する例もあるのですが、毎日は困難です。一方、本章で紹介した方法は毎日、何回も可能です。筆者は「トイレへの誘導歌」、「目薬をさす時の歌」、「歯磨きをすすめる歌」の替え歌も作りました。音楽の力は、時に言葉以上のやる気を起こします。歌や音楽を受け入れる能力は認知症が重度になっても残りやすいので、大いに活用しましょう。カラオケ好きの方がボランティアで在宅訪問し、一緒に歌唱してくれるなどの活動が出てくると良いですね。

3) コミュニケーション支援

　最近は、在宅でも家族とのコミュニケーションが希薄になっている印象です。一方、認知症が中重度でも会話自体は楽しめる人も多いです。十分な会話の機会やATがあれば、BPSDの発現を減らせる可能性があります。実際にデイサービスに行き出し、他人との会話の機会が増えた結果、BPSDが減った人を多く見てきました。

ホームページを活用した会話

　会話能力が残されていても、会話場面でキーワードや昔の記憶がすぐに思い出せず、話が弾まないことがあります。私たちは単語集「楽々自由会話」をHPとして公開しています（Yasuda et al. 2007c）。これは、会話に使えそうな単語をカテゴリー別に編集した辞書です。例えば、有名な山一覧表は今まで登った山の想起に役立ちます。野球好きの人は、過去の選手一覧があると忘れていた選手名を思い出します。活用してください（2018年3月現在プロバイダーが修理中）。

　前頭側頭型認知症の中には、物の名前の理解や表出が特に困難な人がいます。物の名前が探しやすいよう、カテゴリー分けされたタブレット用アプリ「換語屋言兵衛：アドバンプレス」があります。

　一方、中山ら（2006）はある単語を入力すると、ネット上の百科事典Wikipediaから関連する単語のみを瞬時に自動抽出、提示してくれるWikipediaシソーラスを開発しました。これは専門知識などの意味記憶が残っている認知症の人との、会話時のKey Words辞書として使えました。現在、徳島大学の泓田正雄研究室と共同で関連単語のみでなく、写真や歌などの画像集も同じキーワードで交互、または同時に提示できる「関連話題提示システム（RTSシステム）」（図6-11）を作成しています。例えば、「情報工学」と入力すれば、関連のKey Wordsや写真が提示されます。これらを提示しながら、孫エージェント（後述）が質問すれば、例えば"認知症になった情報工学の専門家"からも専門的な応答が引き出せます。従来の会話システムは単純な会話しかできませんでした。しかし、これはどんな分野の方からも話が引き出せる、画期的な会話システムです。タブレット版やソフトバンクのロボット「Pepper（ペッパー）」へ「EDAHA」という名前で搭載を試行中です。以下のテレビ電話でもこのシステムは併用できます。

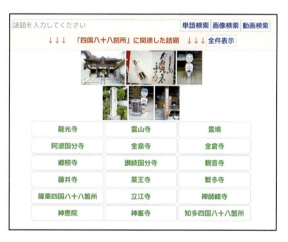

図6-11　関連話題提示システム（RTSシステム）

テレビ電話でボランティアと会話

　2003年より国際電気通信基礎技術研究所（ATR）で認知症の人へのテレビ電話などを介した遠隔支援研究を始めました（後述）。2010年の実験では、テレビ電話で会話をしている認知症の人が、テレビ番組を視聴している時よりも心理的に安定していることがわかりました（図6-12）。BPSD

が軽減した方もいました。さらに、会話の3時間後でもその心理的な安定が続く人がいる可能性も見出しました（Kuwahara et al. 2010）。その後の追試でも、同様な結果を得ました（Yasuda et al. 2013b）。効果があった患者に共通するのは、普通のテレビ番組はすでに楽しめないが、会話はまだ楽しめる認知症の人でした。この結果は事前の会話があれば、例えば夕暮れ症候群などのBPSDの発現が防げる可能性があり、重要な知見です（図6-13）。

ボランティアや友人などとテレビ電話で話をしても、話題に欠くことがあります。そこで、本人の昔の写真などを事前にパソコンやネット上に置いておけば、テレビ電話で話す際、それをお互いに見ながら話せます。前述の「楽々自由会話」や、昔の映画や音楽などを同時に見ながらの語り合いもできます（画面共有）。例えば、"相撲"の写真をグーグル画像から検索し、それを見ながら相撲について話せます。対面会話ではできないテレビ電話ならではの楽しさです。重度の人も画像や音楽があれば会話が弾みます。最近は「LINE（ライン）」でもテレビ電話（ビデオ通話）が可能で、さらに集団会話も簡単にできます。外出中の介護者がスマホのテレビ電話などで顔を見せれば、安否確認と対象者の安心感につながります。

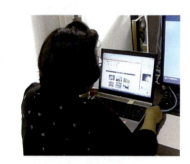

図6-12　テレビ電話　ボランティアとの会話

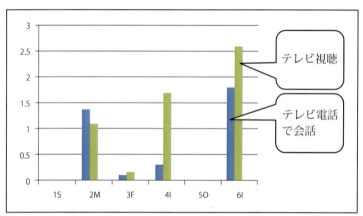

注：テレビ視聴中、または会話中の心理的安定　得点が低いほど心理的に安定

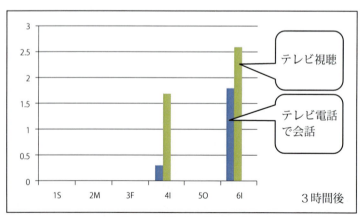

図6-13　テレビ電話の効果

注：3時間後の心理的安定　得点が低いほど心理的に安定

テレビ電話支援会の立ち上げ

　以上の結果と京都工芸繊維大学桑原教彰研究室の支援を受けて、筆者らは2015年11月「テレビ電話支援会」https://terebidenwa.jimdosite.com/）を発足させました（安田ほか 2015）。現在、計10名の認知症の方と話し相手ボランティアが月2〜4回、約30分間の会話をしています。パソコンボランティアが出張（近隣のみ）、無料テレビ電話ソフト「Skype（スカイプ）」を設定して使い方を指導、その後担当ボランティアとの会話を始めます。電話による設定のお手伝いもします。通常は電源が入れてあれば認知症の人の操作は不要な、“受診時自動応答”設定にします。したがってボランティア側からの操作で会話が始められます。現在、1回あたり100円で広く参加者を募集中です。設定後は遠隔介護者による見守りとしても使えます。さらにボランティア以外にも、離れた子供、孫、友人らと会話の当番制のネットワークを作り、本人と日替わりで会話ができれば、BPSDの出現が減るでしょう（詳しくは、資料1参照）。

　最近は、遠距離介護者のサイト「40歳からの遠距離介護(https://40kaigo.net/)」や、「にほんブログ村『遠距離介護』（https://care.blogmura.com/care_enkyori/member)」でもテレビ電話などの遠隔支援の有効性が報告されています。民間会社による有料のテレビ電話会話サービスも出てきました。遠隔ケアサービス「見守りん：エクセリーベ」は毎週1回5分から30分の会話で月1,000円〜8,000円です。「ゆないとコール：エストコーポレーション」は施設入所者向けです。「ジョイステレビ電話：my Joice Japan」は普通のテレビにネットやカメラを接続した、高齢者向け会話システムです。月々使用料5,980円〜です。

認知症の人同士や世界的なテレビ電話網を

　今後も増える認知症に対しては、話し相手の不足が予想されます。中重度認知症の人は毎回同じことを話したりして、聞き手のストレスになったりします。これを解決する方法を思いつきました！それは軽い認知症の人に話し相手になってもらうのです。同じ話をしても、聞き手の認知症の人がそれを忘れている可能性があり、健常者ほどにはストレスがかかりません。よく若年認知症の人から“今でも人の役に立ちたい”という話を聞きます。ぜひ同病の方の話し相手ボランティアをしてほしいと思います（安田 2008a）。当然、会話時間にはアラームを設定しておき、忘れないようにしてもらいます。事前に質問集も用意しておきます。自分史などの本には回想法な質問が揃っていて、かなり使えます。将来、仕事になるかもしれません。もしその方の認知症が進んだら、まだ軽い方に話し相手になってもらいます。認認介護という言葉がありますが、この場合はテレビ電話による“認認遠隔会話”ですね。お互いにテレビ電話の予定を忘れない方法、会話の開始や遂行手続きがもっと簡素化できるよう工学者に開発を期待します。

　夜中の不穏時、テレビ電話で誰かが話してくれると助かりますが、話し相手を探すのは大変です。そんな時は、時差を利用して海外の日本人と話します。例えば、地球上の日本の裏側のブラジルには多数の日系ブラジル人がいます。数年前、パリに行ったとき現地の日本人会に実際に依頼しました。現地の日本人会の人も日本にいる老いた両親が心配とのことでした。さらに、日本語を練習している外国人と認知症の人が話せば、国際交流や貢献になります。数十年後、世界で認知症の人は1億

を超えるとWHOは推計しています。筆者は使用済みのスマホやタブレットを世界中の認知症の人に無料配布、そして認知症の人が時間場所を問わずに話し合える、世界的な会話支援ネットワークができれば良いと考えています。

第 4 部
Part 4

High-Tech（ハイテク）支援

第7章　ロボット、AIなどのハイテクATによる
　　　　生活支援研究

　2000年を過ぎたころから、ICT（Information-Communication-Technology：情報通信技術）などによる認知症への工学支援研究が盛んになってきました。最近は人工知能（AI：Artificial Intelligence）が、今後の社会生活に及ぼす影響について盛んに論じられています。筆者は2012年の人工知能学会で「人工関節や人工心臓と同様、脳の障害や病気で知能や記憶が低下している人が、優先的に"人工知能"の恩恵に預かれるようにしてほしい」と要望しました。つまり、人工知能による知能や記憶の補助です。将来は空間的なバリアフリーと同様、情報、記憶、知能それぞれの格差に悩む人に対し、メモリーフリー、さらにはインテリジェントフリーな社会の実現を目指すべきでしょう。第7章は第1節でハイテクATの歴史、第2節では現在の認知症へのハイテクAT研究を紹介します。これらが早くミドルテクATとして普及することを願っています。第3節では、ハイテクATを補完する認知症支援犬の提案をします。

　本章で紹介した以外のHigh-Tech支援研究はBateman et al.（2017）やMeiland et al.（2017）の総説をご覧下さい。

1）認知症へのハイテクATの歴史

　2000年前後から英国のBIME研究所を中心として、欧州で認知症のAT開発プロジェクトが始まりました。例えばASTRID、Enable、Independentなどです。開発された機器は例えば、残りの待ち時間の視覚的表示器、昼夜も示せる電子カレンダー、鍵が目立たない戸棚、最小限必要なボタンのみが配されたリモコン、ボタンが一つのみのCDプレーヤーやラジオ、顔写真を押して呼び出す電話機などです。また、Dementia VoICe、BIMEらによるスマートハウスは外出防止のための音声指示、照明のオンオフによる方向誘導、温度センサーによる鍋焦がし防止、物探しシステムなど、認知症でよく生じる問題の対処を試みました。そのほか、英国ダンディー大学、カナダトロント大学、米国ジョージア工科大学などでも研究が行われています（安田 2008a：Mulvenna et al. 2010：Lazar et al. 2014）。

　日本ではATR知能ロボティクス研究所が2003年筆者も参加して、"情報セラピープロジェクト"というテレビ電話などによる遠隔支援や、IT支援の研究を開始しました。遠隔支援は当時、欧州にもない画期的な発想でした。具体的には、その日の予定などを自動的に提示する、好みの音楽や映像などを自動的に提供する、好みの番組を自動推測して提供する、ボランティアや友人などとテレビ電話で簡単に話せるシステムの開発、会話相手がいない時にアニメエージェントと話す、行動の

遂行をモニターし、排泄などの動作手順を支援するなどです（安田他ほか 2005：Kuwahara et al. 2005：安部ほか 2009）。このプロジェクトから2つの研究を紹介します。

動画の配信で日課促進

　ICレコーダーから音声による日課の遂行支援は紹介しました。次に動画の自動表出でより確実に日課の遂行を促すシステムを開発しました（Kuwahara et al. 2010）。10種類以上の日課促進動画ビデオを作成し、その内一つをパソコンから自動提示しました。設定時に筆者が画面に出てきて、特定の日課を依頼します。実験の結果、4人の認知症患者による日課の平均達成率は52％と不十分な結果でした。そもそもMCI・認知症の人は、やる気をなくしがちです。一方で、音楽の自動表出や思い出写真ビデオは認知症の人の行動と集中力を改善させました。そこで、これらを動機づけビデオとして、上記の日課促進動画の直前に提示したところ（Yasuda et al. 2013b）、日課の平均達成率は82％に向上しました（図7-1）。単に情報や指示を出すのでなく、先に動機付けをすることの重要性が確認できました。このシステムでは服薬を促すと同時に、自動的な録画も開始、介護者はネット上のこの録画を見て、服薬を確認するなども可能でした。現在は、デジタルフォトフレームやスマホのアプリでも、動画の自動再生は可能になっています（前述）。

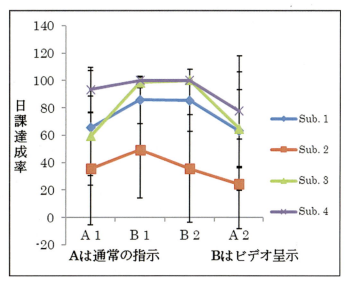

図7-1　スケジュール支援結果

トイレ動作を支援する

　認知症が進むとトイレ内の排泄手順を忘れ、下着やトイレ内を汚すなどで介護者の負担が増えます。そこで、Utsumi et al.（2006）はトイレ内の患者の状態を赤外線ドットパターンで"ボンヤリ"と画像認識し（図7-2）、「水を流す」、「紙を取る」などができなかったらパソコンから指示音声や見本画像を出して、次の手順を促すトイレ動作支援システムを開発しました。中軽度認知症患者へのトイレ模擬環境下の予備実験では、ほぼ良好な結果が得られました（安田ほか 2008c）（図7-3）。新しい画像認識技術による後発研究が望まれます。佐野ら（2012）は料理の際、同様に次の動作を遂時的に指示してゆく料理支援システムを開発しています。

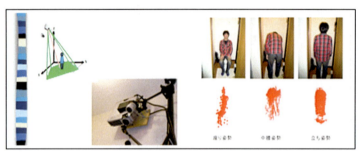

図7-2　トイレ動作支援システム

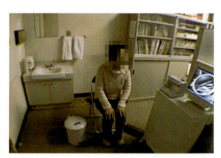

図7-3　トイレ模擬環境下の予備実験

2）現在の認知症へのハイテクAT研究

アニメエージェントとの会話

　私たちはテレビ電話会話後の心理的安定が3時間後も持続することを示唆しました。しかし、会話相手が常時いるとは限りません。そこで、パソコン上のアニメエージェントと認知症の人が会話できるシステムを成蹊大学中野由紀子研究室と開発しました。入院中の認知症患者を想定して、「よく眠れますか？」「体調はどうですか？」などの質問をして、患者に返答してもらいます。そして、患者の返答音が一定秒数検知できなくなったら、次の質問などに進むシステムです（Sakai et al. 2012）。予備実験で、このシステムで興味のある質問をすれば、不安定な音声認識は使わなくとも会話が楽しく継続できる可能性を感じました。

　そこで、在宅の認知症の人などを対象に「孫エージェント回想法システム」を（株）言語理解研究所、徳島大学青江順一研究室と開発しました。画面上の"孫"が祖母、祖父に昔のことを尋ねて、回想を促します（図7-4）。質問は8カテゴリー120問（図7-4）、始めに"孫"が自らの体験などを短く話してから、対象者に同じテーマの質問をしました。予備実験では1時間近く"孫"と話した後、「こんなに楽しいとは！」と涙ぐむ方や、一緒に歌い出して「家に持って帰りたい」と言った若年認知症の方もいました。

　従来の会話システムの多くは、利用者からの質問にどう答えるかを前提にしてきました。一方、これは利用者の残っている記憶を引き出し、どう長く話してもらうに主眼があるので、このような

良好な反応が得られたと思います。8人の認知症患者への実験では、孫エージェントは実際の人間が会話相手である時と比較し、74％の発語を引き出せていました（Yasuda et al. 2014）。静かな部屋であれば実用性があります。このシステムは設定時に自動的に起動もできるので、夕暮れ症候群などに対応可能です。現在、徳島大学の泓田正雄研究室と（株）言語理解研究所（徳島市）が発展版を販売に向けて開発中です。今後、「関連話題提示システム（RTSシステム）」(p.97)と連動、「EDAHA」として、ロボット「Pepper（ペッパー）」やタブレット版への搭載なども試行していきます。

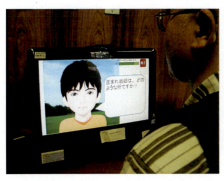
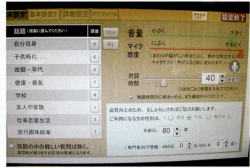

図7-4　回想法用孫エージェント

アニメエージェントがテレビ電話会話の司会

現在、認知症の人が激増中で、将来は認知症の人同士の、しかも遠隔での会話が必要となるでしょう。しかし、認知症の人同士では会話が弾まないこともありえます。そこで、2人の認知症の人がテレビ電話で会話をする場面に、この孫エージェントが司会役（話題提供役）として参加する実験をしました（図7-5）。その結果、人間の司会者による会話を100％とすると、エージェントが司会の場合は79％の質的印象評価を得ました（Yasuda et al. 2016b）。

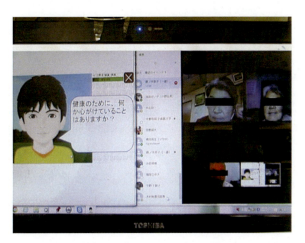

図7-5　認知症二人とエージェントの複数Skype会話
注：筆者もオブザーバーとして参加

常同的な独り言やうなり声などとのコミュニケーション

　認知症が最重度になると、双方向的な語／文の理解や表出が困難になり、独り言、うなり声、喃語的な発声などを常同的に発する人が出てきます。通常はコミュニケーションがもはや不可能とされたり、ボディタッチなどの非言語的介入を行いますが、音声的なコミュニケーションへの欲求もあるはずと考えました。そこで佐賀大学中山功一研究室の大島らと、常同的な語や発声を音楽的に変換して返すというインタラクションシステムを提案しました（Oshima et al. 2013）。このシステムは独り言や発声をドレミなどの音高にその場で変換し、その音高から始まり、かつ認知症の人の気分に合うと思われる調子の音楽を聴かせるものです（図7-6）。最重度の認知症であってもコミュニケーションの可能性は追求されるべきでしょう。

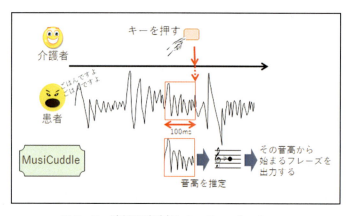

図7-6　独語や叫び声とのコミュニケーション

> **関連トピック　言葉や記憶をなくした人に会話代理人システムを**
>
> 　失語症の最重度は全失語と言います。話すだけではなく、書く、ジェスチャーなどの表現も極めて困難になります。1998年携帯電話が普及してきた頃、"全失語でも話せる"方法を思いつきました。事前にネット上に本人のデータを上げておき、対話時相手に自分の携帯電話を差し出しそこに質問してもらいます。するとネット上にあるデータが自動的に答えてくれるものです。「お生まれは？」→データ→「千葉県鴨川です」など、いわば返答代理人システムです。現在は会話相手の顔認識技術も発達したため、会話履歴に基づく、失語症者側からの質問も可能でしょう。これは過去のエピソード記憶を失ってきた重度認知症の人にも使えます。スマートフォンや顔・音声認識が進歩した今こそ、工学研究者にぜひ実現してほしいシステムです。

外出代償システム

　現在、日本や世界の道路とその周囲の大半は「Googleストリートビュー：Google」で映像化されています。これを活用すれば、居ながらにして世界中の道が歩けます（図7-7）。認知症の人が「今から北海道の実家に帰る」などと希望したら、パソコン画面などにその近くの道路を映します。そして、その画像の前で足を動かせば、画面の道路を進んで行けます。さらに、画面の中のエージェントが道案内をするなど、会話しながら目的地に向かって歩いて行けるシステムで、回想法や歩行訓練にもなります。これは室内で、安全に行きたい所に行ける、いわば"外出代償"システムとも言えます。成蹊大学中野有紀子研究室の高瀬裕先生らと開発中です（高瀬ほか 2016）。

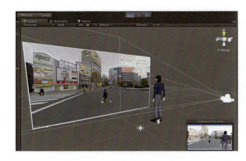
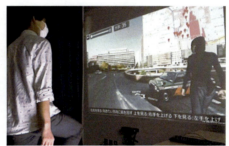

図7-7　外出代償システム　　　　　　エージェントと一緒に歩く

エージェント、IoT（Internet of Things）、センサーによる統合生活支援システム

　現在、多くの室内見守りシステムがありますが、本人に気持ちや状況を聞かない"一方的"な見守りが多いです。神戸大学の中村匡秀研究室とは家の各所にセンサーを置き、照明、音、温度、振動などの変化があった時、パソコンのアニメエージェントが何かあったかなどと尋ねるシステムを開発中です。例えば、照明がついたら「今、起きたようですが、よく眠れましたか？」、大きい音がしたら「転んでいませんか？」、温度が高い時は「暑くありませんか？　クーラーをつけますか？」などと尋ねてコミュニケーションをとります。そして、必要に応じてIoTで家電を稼働します。さらに、「やる気が出ない」と言えば好みの音楽を、「寂しい」と言えば孫の写真が見られるなどの支援を目指しています。現在、筆者宅で試行中です（玉水ほか 2016）（図7-8）。将来は、外出時でも同様な生活支援が得られるよう計画しています。

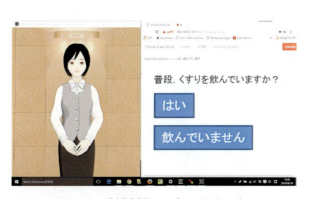

図7-8　生活支援エージェントサービス

TVと協働するリクリエーションロボット

　京都工芸繊維大学の桑原教彰研究室では、TV、インターネットTV端末、およびロボット「Sota（ソータ）：ヴイストン」を協働させた介護レクリエーションシステムの実証評価を行いました（Doi et al. 2016）。このシステムは介護予防体操や回想法などさまざまなレクリエーションを映像コンテンツで提供するとともに、ロボットが対象者とコミュニケーションすることで、レクリエーションの進行を補助することを目的としています。認知症がある人は、映像コンテンツへの集中持続が困難なことがあるからです。介護施設のスタッフからは、本システムの使用で、レクリエーション中の時間的な余裕、精神的な余裕が増したという意見が多数寄せられました（図7-9）。

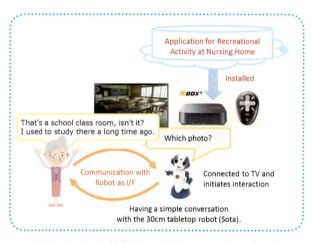

図7-9　TVと協働するリクリエーションロボット

認知症支援ロボット

　室内を遠隔で移動監視するロボット「ilbo（イルボ）：エクストラン」があります。一方、筆者の兼務先である大阪工業大学佐野睦夫研究室とは、認知症の方を室内で常に追尾し、カメラでその人の行動を記録観察、状況に応じて生活支援を行う認知症支援ロボットを研究しています。AIのDeep Lerning（深層学習）で手に取った物や行動を自動認識し、それらに基づいて、物の置き場所などを教える、家族との会話の内容を検索、友人とのテレビ電話を仲介する、行動面の指示を適宜与える、などを目標にしています。本体には小物用の管理箱も備えています。体の骨格像を認識した追尾システムはほぼ可能になりました（梁ほか2017）（図7-10）。

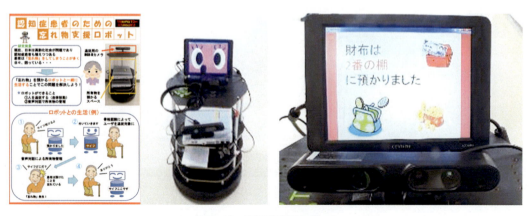

図7-10　認知症支援ロボット

飛行船による顔（表情）追従システム

　介護施設で高齢者の表情が移動中も含めて常時観察できれば、職員による素早い対応が、遠隔を含めて可能です。東京大学太田順研究室のSrisamosornほか（2016）は、飛行船にカメラを搭載、天井の魚眼カメラと同期して対象者を自動的に追従し、顔の表情を観察するシステムを研究しています。小型ヘリコプターのドローンと比べて飛行船は空中停止が容易で、電池消費や騒音が少なく、愛着も持ちやすいからです。段差、狭隘通路、上下階への移動がある家庭への応用も期待できます（図7-11）。近い将来、情報提示システムと連携することが期待されます。

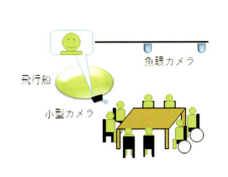 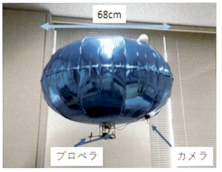

図7-11　飛行船による顔追従システム

今後の展望

　スマートスピーカーは、テーブルなどの上に置ける家庭用音声支援器で、対話型AIを搭載しています。このため、声のみで音楽や動画の再生、アラームのセット、テレビやクーラーの起動、予定の管理などができます。聞けば今日の天気やニュース、言葉の意味などを教えてくれます。簡単な会話も多少できます。2017年より「Clova（クローバ）：LINE」、「LF-S50G：ソニー」、「Echo（エコー）：Amazon」、2018年より「HomePod（ホームポッド）：Apple」、「Smart Speaker（スマートスピーカー）：ONKYO」などが数万円で市販されています。図7-12は使用促進カードを貼った「Google Home（グーグルホーム）：Google」です。ここに起動に必要な言葉などを書きます。ソニーの「Xperia Hello!」は高額ですが、LINEメッセージの送受信、skypeによるテレビ電話、行事を自動で教えてくれる、室内の回転撮影による見守りなどが可能です。海外では、画面付きのスマートスピーカー「Echo Show（エコーショウ）：Amazon」、「Smart Display（スマートディスプレイ）：Google」が市販されています。画像付きになると認知症の人がより親しみやすくなります。「グーグルホームミニ：Google」など小型のスピーカーも販売されており、充電が可能になれば携帯もできそうです。

　認知症では家電などが多く使用困難になってきます（種村ら2016）。声で操作できるこれらのスピーカーに期待しましょう。

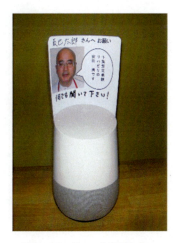

図7-12　スマートスピーカー

近い将来、VR（ヴァーチャルリアリティ）も認知症への有効なATになります。ゴーグル風の箱で目の周りを覆えば、全視野内でさまざまな動画が楽しめます（図7-13）。認知症が進むと特定の場所を注視できなくなったり、視線が浮遊します。しかし、このゴーグルでは視線の先に画像が常についてきます。段ボールとスマホを使った安価なものも出ています。高齢者向けの動画コンテンツの充実を期待しましょう。ある重度認知症の方は、数十年前の母親の死をいまだ覚えられません。娘が指摘すると「お前が殺したのか？」と逆に詰問します。このような場合、VRの中に母親を再現させ、その母親から諭してもらうのはどうでしょうか？　現在の世界が受け入れられない認知症の人への対処法の一つとして、検討すべきだと思います。最近は映像に、匂いや振動が追加されたVRも出ています。

　認知症が中重度になると、街並みや室内の情景に違和感を覚えます。新しい情景が記憶できないからです。元経理係のアルツハイマー病の方は、毎日雑誌や新聞のページを折り込む"仕事"動作を繰り返すようになりました。最近のプロジェクターは小型、かつ高性能になり壁などに昔風の情景が投影できつつあります。安部（2017）は半円形のスクリーンに人物を投射すれば、3次元的に見えることを実証しています。これを使えば、昔の同僚と話しながら"会社"内で仕事ができる環境も作れます。

　スマートグラスは、例えば「MOVERIO（モベリオ）：セイコーエプソン」はレンズの一定範囲に、パソコン上の画面などが投射できる半透明のメガネです。眼前の様子も見えるので、生活をしながら適宜情報や音楽、動画が見られます。いわば2章の目の前伝言板のハイテク版で、Mix Reality（複合現実）とも呼ばれます。このメガネ上に予定や注意事項、道具の使い方などが示せます。MCIや若年認知症で仕事をしている人などへの、心強いATになります。現在は片目用で、見たい時だけ端末を回転させて目の前に持ってくるものや、眼前の状況をメガネに着いたカメラで遠隔の支援者に送り、指示を受けられるものも出てきています。認知症の人に実際に付けてもらったところ、違和感を訴えた人はいませんでした（図7-14）。さらに、最近は現実空間の中にヴァーチャルな物や人形、案内版を映し出すことも可能になっています。

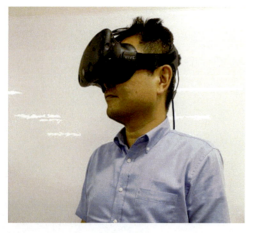

図7-13　ヴァーチャルリアリティ用のゴーグル

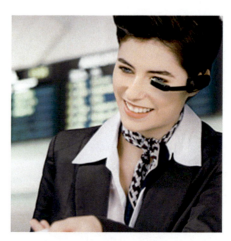

図7-14　スマートグラス
（M100 Smart Glasses）

時計型情報機器のスマートウォッチは、メールなどがスマホを取り出さずに見られます。活動量計、脈拍計、心拍センサーなどの健康管理機能、電卓、電子マネーなどの生活便利機能もあります。最近は加速度センサー、GPS、光センサー、さらにはマイクやスピーカーも搭載されています。これらの機能を活かせば、予定教示、腕の動きによる自動行動分析（例：食事、財布を置く）、自動的指示（例：食後の薬）、会話の録音などによる詳細な行動記録や見守りが可能になります。かならずやMCI・認知症の人のATになります。

　2018年9月屋内専用自律飛行ロボット「Aire」が発売予定とのことです（https://fabcross.jp/news/2017/dmln53000004y10b.html）。これは自律的に障害物を避けて飛行、スマホや声で操作できる、360度の写真が撮れる、自力で充電台に帰る、とのことです。見守り、日中の行動記録、会話相手などとしても期待できます（図7-15）。MCIや認知症の人は、自覚に欠ける人も多く、今後は自動追従、自動記録、自動検索、自動会話内容要約、これらの必要時の自動提示が望まれます。

3）AT器を搭載した認知症支援犬

　前項のとおり、MCIや認知症の人を支援してくれる可能性のあるハイテクATの研究が盛んになってきました。しかし、それらで使われる機器は高額、複雑、故障などですぐには実用化できません。一方、AT器から指示を出そうとしても、AT器を持ち忘れる、あるいは持つことを拒否する、さらに指示しても遂行意欲が生じないなどの問題が依然残ります。そこで、多くの高齢者が飼い、アニマルセラピーとしても使われる犬が（真並 2011）、これらの問題を解決できるのではないか、と考えました（安田ほか 2012）。すなわち、犬が認知症の人を追従、または探し出して接近し、意欲を引き出し、同時に背負ったAT器から情報提示をするのです。犬を訓練して認知症者を支援する試みはありますが（Dog 4 Dementia）、AT器を背負わせて認知症の人を助ける犬は世界で初めての発想です。犬の優れた嗅覚・聴覚、記憶力、従順性、運動性などと、AT器を連係させれば、さまざまな情報支援が可能になると考えました（図7-16）。

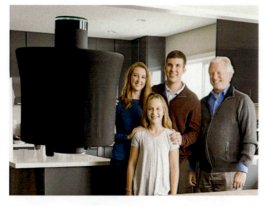

図7-15　屋内専用自律飛行ロボット「Aire」

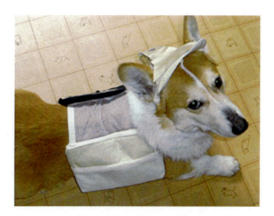

図7-16　認知症支援犬のモデル犬

表7-1は犬とAT器のそれぞれの長所です。搭載する機器やグッズは、支援対象者の認知症の程度や飼い主の状況や犬の能力、支援内容により選択します。例えば日記、メガネ、薬、機器としてはICレコーダー、スマホ、カメラ（ペット用もあり）などです。基本的には、犬が自動的に表出されたアラーム音などを聞くと、対象者のそばに必要物品を持って駆け寄ったり、搭載機器から各種の情報提示などを行います。あるいは、言語命令を聞き分け、なくした物を探してくるようにします。さらに、対象者の後をついてゆき、行動を録画、後で物を置いた場所などを再生、物探しや行動の振り返りなどを行います（「認知症支援犬を育てる会」のHP参照：https://hojoken.grupo.jp/）。小型犬の場合、卓上にAT器を置いておく手もあります。

表7-1　犬とATの連係

犬の長所	ATの長所
主人を探し出しつつ	日課の遂行を促す
癒しを与えつつ	好みを映像や音楽を出す
主人の行動に追従して	行動を記録し、忘れ物などを検索
主人に先導して	トイレの場所を教える
主人の行動が異常だったら	状況を撮影して家族に送信
既知/未知の物や人を判断し	状況を撮影して家族に送信

佐賀大学中山功一研究室との共同研究では、スマホを小型犬に背負わせ、アラームが鳴ると、飼い主のもとへ行くように訓練しました（大島ら 2015）。わずか3日間で可能となりました。実験でスマホが居間に置いてある場合（犬がスマホを背負っていない）、飼い主は8回アラーム音の消去に失敗しました。料理中などでアラーム音に気が付かなかったからです。一方犬がスマホを背負って来てくれた場合、消去失敗は4回に減りました。犬が知らせに来てくれた方が日課の達成率が上がることを示唆しました（図7-17）。

同じことを2匹のミニチュアダックスフント（5歳と8歳）で試みました。ICレコーダーを背負わせ、または、居間に置き、薬の時間にアラーム音が鳴ると飼い主のところに行くようにしました。やはり3日で可能になりました。その後、ICレコーダーから日記を書くよう飼い主に促したところ、毎日日記を書く習慣がつきました。ICレコーダーだけから言うよりも、犬が来て"犬に"言われるほうがやる気が出るそうです。また、8歳のコーギーも数日で以上の行動が可能になっています。さらにアラーム音で「薬袋」をくわえてもってくることも可能に

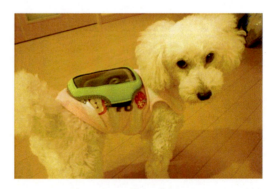

図7-17　スマホを背負った犬

なりました。これらの動画は「新安田清のホームページ」でご覧になれます。最新のロボットでも、移動する人を探しに行くのは非常に困難、または複雑なプログラムを要しますが、犬にとっては当然ですが、非常に簡単なのです！　今後、スマホのテレビ電話機能を活用すれば、"追従するカメラ"として遠隔の見守りもできます。2階や庭にも行け、固定カメラやロボットよりも"高機能"ながら、愛情も持てます。将来、HCAI（Human-Computer-Animal-Interface）という領域に発展することを願っています（安田ほか 2012）。

　大島と筆者ら（2015）は、介護施設で犬が背負うスマホからの声掛けを試みました。アイスクリームを食べている軽度の認知症の人たちに、「一緒に食べたいな」と犬を介して"声"をかけると、最初は驚いた表情を見せたものの、すぐに慣れて「一緒に食べたい？」などとからかいながら積極的に返答していました。（図7-18）。現在、前述のアニメエージェントのスマホ版を犬に搭載し、認知症の人が"犬"と回想法会話を楽しめるか、実験を計画中です。犬好きの方や介護者にいろいろ試してもらい、その結果をHPで紹介しあい、皆でよりよい活用法を発展させましょう。世界でも初めてのプロジェクトです。ご興味ある方はHPをご参照ください（https://hojoken.grupo.jp/）。

　2018年1月にソニーは犬型ロボット「aibo（アイボ）」を再び市販しました。表情を読み取る機能もあるとされます。今後、会話や飼い主への追尾機能を持つロボット犬も登場するでしょう。世話ができなくなることを恐れて、犬を飼うことを控える高齢者も多いです。このような高齢者にはロボット犬はすすめられます。最近では本物の犬がロボット犬に対してどのような反応を示すかという研究も始まっています。将来、本物の犬とロボット犬が、それぞれの長所を活かして、認知症の人の生活を支えてくれることを期待しています。

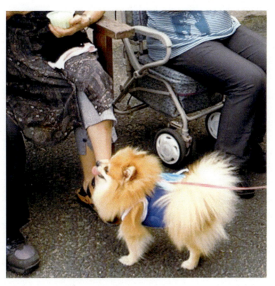

図7-18　犬のスマホから声をかける

第5部
Part 5
その他の支援

第8章　もの忘れ外来の実施要領、地域支援、自助的・互助的支援

　独居の認知症、認認介護、遠隔介護も増える中、2015年新オレンジプランの一環としてロボットやICT技術の活用が盛り込まれました。しかし、大いに不満です。筆者は2007年千葉県の認知症対策研究会報告書：認知症早期対応事業案図の中で、通信費の助成、通信による在宅対処を提案しましたが（図8−1）、新オレンジプランではそれらの施策が欠けているからです。2005年英国は介護者不足を見越して、遠隔支援を宣言しています。日本でもネット上で介護者がテレビ電話は有効などと言い始めているにもかかわらずです。"使える"ロボットやハイテクATができるためには、本書で紹介した簡単で、自立を支援するローテク、ミドルテクAT（図8−1では福祉機器）の普及、それらの貸与制度等の基礎的施策が先に必要なのですが、それらの発想もありません。

　日本神経学会（2017）では、診断後支援（post-diagnostic support）として、疾患教育、当事者コミュニティーへの参加、仲間同士の支援、意思を表明する文書作成、将来の介護計画作成、などを挙げています。認知症の人には医療、介護のみならず自治会、金融機関、販売会社、行政など地域や社会的な支援も必要です。成本らは他職種（医学、工学、法学など）が連携して認知症の人の意思決定や財産管理を支援するCOLTEMプロジェクトをすすめています（成本 2016、2017）。本章では、もの忘れ外来の実施要領、診断後の地域支援、自助的・互助的支援などの試みを紹介します。

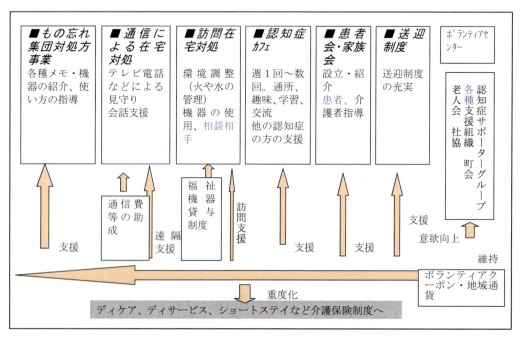

図8−1　2007年千葉県認知症対策研究会報告書：認知症早期対応事業案図

1）もの忘れ外来の実施要領

　最近、もの忘れ外来の開設が増えています。そこで、2017年末迄の千葉ろうさい病院リハビリテーション科における、もの忘れ外来の実施要領を紹介します（表8-1）。現在は異なるので、問い合わせは巻末筆者紹介欄の連絡先まで。

表8-1　もの忘れ外来の実施要領

初診時

　もの忘れ外来は予約制で、受診初日は問診票（健康状態やアレルギーチェック）と家族向けもの忘れアンケート（DASK-21、もの忘れスピード問診票）、医師の診察、血液検査、認知機能検査を行う。後日、MRI（CT）の脳形態画像検査を行い、VSRADで海馬傍回や大脳萎縮度も出す。

認知機能検査

　言語聴覚士が既述の（p.19）検査をする。検査場面に家族が同席すると、回答内容から現状に気付いてもらえる。うつ病が疑われた場合はGHQ検査、レビー小体病が疑われた時は、Noise pareidolia testを追加する。以上を「もの忘れ外来検査報告」（p.22）にまとめ鑑別会の資料とする。

鑑別会

　関係者があつまり、以上の結果をもとにうつ病や薬剤の影響、脳疾患の有無、MCIや認知症の有無、認知症のタイプと重症度、認知症薬の適応、他科への紹介、今後の対処法の概要などを検討する。健常とMCIとの鑑別、認知症のタイプ診断のため脳血流SPECT、MIBG心筋シンチ検査などを追加することもある。それでも診断できない場合は、半年後や1年後に再認知機能検査を行う。

診察や面談

　もの忘れを自覚して来る人もいる。一方、連れてこられた人は「自分はそうは思わないが、家族が言うので来た」などと言うことが多い。もの忘れスピード問診票を介護者と本人に行うと、もの忘れに対する両者の意識の差がわかる。ただし、適切に評価できない家族もいるので注意する。患者を家族から離して話を聞くこともある。その間、患者には話し相手ボランティアと別室で話してもらうこともある。そのため、日替わりで話し相手ボランティアに控えてもらっている。

観察点

　患者の表情を観察する。目の輝きがないと日頃会話の機会が少ない場合が多い。会話中に同じ話が出てこないか観察する。入退出時には歩行の状態にも注意する。介護者の表情も観察すると、患者と介護者の関係が推察できる時がある。介護者が世間体を気にするタイプか、などもみる。

結果報告日

　医師が診断結果、治療の基本方針、薬の説明などをする。この後、言語聴覚士が約40分から1時間かけ、認知機能検査の詳細説明、生活指導、ATの例示や貸与、今後の定期的検査の実施、介護保険の申請、公的相談機関の紹介などを行なう。表8-2のような本人会、介護者会、電話相談会、テレビ電話支援会、趣味の会などの地域支援も紹介する。認知症と診断されてもこれらを活用、本人や家族の生活支援とQOLの維持をともに目指したいと伝える。当日来院できなかった家族に、以上の説明等を録音して渡すこともある。健常高齢者やMCIには、「対認知症準備活動表」、「もの忘れ・認知症相互見守り助け合い協定書案」、「高齢者のもの忘れを減らす生活上の工夫集」、などを渡す（本書資料にあり）。認知症の患者、家族には製薬会社作成の説明資料などを渡す。歩行不足の人には、歩数記入表や歩数計を貸し出すこともある。再検査は状態に応じて、数か月後、半年後、一年後などに行う。増悪が見られる時、医師は薬の変更、増量、追加などを検討する。数年間変化なくとも、その後、急に悪化する場合もあるので、注意をする。生活指導の基本として、言語聴覚士は以下を優先的に尋ね対処法を協議、指導する：1）薬の管理者はだれか、2）IH使用か？　ガスコンロならば「空焚き防止センサー」はあるか、3）火災報知機はついているか、4）風呂の給湯は自動で停止するか、5）預金の引き下ろしの管理者はだれか。6）留守番電話機能、携帯電話やスマートフォン、パソコン、ネット環境などはあるか、7）買い物担当はだれか、8）身体活動の程度と転倒の既往はあるか。9）困りごとは何か。

次頁へ

前頁より

> **支援機器の実物紹介**
>
> 以下のようなATを紹介する
> 　ソニーICレコーダー、歩数計、もの探し器、服薬支援器、タイマー、人感センサー音声表出器、スマホやタブレット、ブラックボード、見守りカメラ、DVDプレーヤー、デジタルフォトフレーム、集音器、各種人形、回想法DVD、各種メモ帳、カレンダー、伝言板など。ほとんどの患者や家族はこのような機器を使った経験がないため、言語聴覚士が設定のうえ、無料で貸し出して試してもらうことが多い。効果を実感したら購入をすすめる。希望があれば、「もの忘れ外来検査報告」を印刷して渡す。指導した内容なども次回の予約表に書くなどして本人、家族に渡す。家族介護者も高齢であったり、診断結果に動揺していたりするので、指導の内容を忘れる可能性も高いからである。経験では男性介護者は指導しても、なかなか行動に移さないことがあるので、注意する。

2）診断後の地域支援

　検査の結果、「健常」と診断された場合でも、今後、高齢による記憶などの能力の低下は避けられません。そこで、資料6の「対認知症準備活動表」や資料7の「高齢者のもの忘れを減らす生活上の工夫集」を渡し、記憶力の低下などへの備えを促します。

　MCI・認知症と診断された場合は、さまざまな相談機関があること、各種のAT、介護保険などの公的支援、認知症カフェや本人会などの地域支援を活用すれば、QOLの維持やBPSDの発現を防げる可能性があることを説明します。表8‒2の社会資源は、筆者が関与している千葉県市原市の地域支援の一部です。

　表8‒2の「もの忘れ・認知症寄り合いサロン」の内、1の「覚えてる会」（もの忘れのある方の懇談会）は主にMCIの人の本人会で、2007年より日々の困りごとの相談とその対策を協議しています。年頭にはエンディングノートを持参、終活の一環として記入しています。検討したもの忘れへの対処法をニュースとしてブログに載せています（http://monowasurekondankai.seesaa.net/）。介護者同士は別卓で相談します。

　2の「カフェ・もの忘れ/認知症対処教室」は、主にATによる対処法を中心とした介護者向けの講義と質疑応答、もの忘れ困りごと相談からなります。講義の内容などは月別に異なり、講義の資料は筆者のHPに挙げています。

　3の「カフェ・もの忘れアドバイザー養成講習会」は、一般市民、認知症サポーター受講修了者、地域のボランティアやリーダー、医療福祉関係者らが上記2を聴講、もの忘れや認知症へのATによる対処法を学びます。希望者は「もの忘れアドバイザー」認定試験（計画中）を受講することができます。認定されたもの忘れアドバイザーは、各地で健常高齢者へのATによるもの忘れ対処法の普及、さらに、MCIや認知症の人への支援、などを行うことが期待されます。遠隔でも聴講や認定試験を計画中です。詳しくは筆者のHPをご覧下さい。

　4の「カフェ・スマホ/パソコン等相談会」は、パソコンボランティアが通信機器などの操作の相談にのります。ATの普及にはこのような相談会が不可欠です。これも筆者のHPをご覧ください。

表8-2　市原市における地域支援の一例　　　　　　2018年4月現在

もの忘れ・認知症寄り合いサロン

　毎月第2土曜日に以下の4つの会や教室を市原市能満の「やさしい手 京葉」で開催。申し込み不要。希望時間帯に来所を。以下、詳しくは安田のHP参照（https://gensoshi.jimdofree.com/）

1　覚えてる会（もの忘れ懇談会）：2007年発足した主にMCIの方の当事者会（10時〜12時）。お互いに日々のもの忘れへの対処法を相談。介護者同士のグループもあり。議事録はhttp://monowasurekondankai.seesaa.net/を参照。
2　カフェ・もの忘れ/認知症対処教室：（13時半〜15時半）。筆者が月ごとのテーマについて対処法を講義。MCIや認知症の診断を受けた方、その疑いのある方、およびその家族など。さらに、具体的な対処法を知りたい方、この本を見て興味を持った関係者などを対象。
3　「カフェ・もの忘れアドバイザー養成講習会」（13時半〜16時15分）：一般市民、認知症サポーターの受講修了者、医療福祉関係者などで、もの忘れ・認知症対処法を学びたい方。希望者は「もの忘れアドバイザー」認定試験を受講することができる。認定された「もの忘れアドバイザー」は、地域の町会や高齢者の会などで、もの忘れ対処法の普及活動などを行うことが期待される。
4　カフェ・スマホ/パソコン等相談会：（13時半〜16時15分）パソコンやスマホなどの使い方に迷った時、機器を持ち込めば、パソコンボランティアが相談に応じる。今後はこのような会が各地で開けるようパソコンボランティアの育成も予定。

認知症介護者居酒屋辰巳台地区（Skype兼）

　奇数月第4土曜日18時〜20時。日中に参加できない介護者向けに開催。介護者や関係者が食事しながら相談する。遠方の介護者はテレビ電話Skypeで参加。

市原市認知症対策連絡協議会：https://ichininkyo.grupo.jp/

　当市の医療、福祉、地域、行政と多岐にわたる分野の人材を結集、2014年に設立した。現在、約250人の会員、8つのプロジェクトチームに分かれ、それぞれの問題解決策を検討中。2017年4月には市民一般への啓蒙行事として、計20個のブースやミニ講演会を設けた「いちはら認知症安心フェア」を開催。200名以上の市民が参加した。会のホームページでは当市のほかの社会資源も紹介している。年1回の総会と年3回の定例会を開催。

市原市認知症介護者の会（はなみずきの会）

　病院の3人の介護者同士の話し合いから発展した。毎月1回、第1木曜日（11時〜14時）古民家を改装した「カフェシオン」で開催中。

3）自助的・互助的支援

　政府は在宅介護をすすめると言いながら、在宅生活を支える介護保険などの「公助」サービスの縮小を進めています。自らの責任放棄をする一方でボランティアや地域住民、NPO法人らによる「自助」や「互助」を求めています。批判は続けるべきですが、筆者は今まで以下のような「自助」、「互助」のために各種の資料を試作しました。日本神経学会（2017）は本人の意思表明の文書や介護計画作成など、認知症診断後の介入とサポートのあり方には慎重な議論が必要としています。以下の資料は、家族、友人、地域などそれぞれの文化や実情を考慮して、あるいは改編してお使いください。筆者HPより印刷可。

場面別認知症チェック表案（資料2）

　一般的な認知症チェックシートは多いですが、生活場面別のチェックシートがあれば、地域の人が早期発見をしやすいと考え、一般店頭、宅配時、金融機関、歯/医院、ご近所、入院、理容/美容院、薬局、サークルなどの9場面別スクリーニングチェック表を作成しました。いずれも関係者に依頼してチェック項目を作りました。資料2は「理容/美容院用」です。他は筆者のHPを参照。

もの忘れ・認知症相互見守り助け合い協定書案（資料3）

　もの忘れが多くなると、友人などは変化に気づくはずです。そこで、気づいたら指摘しあう、指摘された人は受診する、さらにその後の助け合いのための協定書案です。元の職場の同僚らが15人のサポートチームを作り、役割分担しながら一人の若年認知症の友人を支える記事がありました（2017年2月15日朝日新聞）。例えば、通院などの日程管理、衣類整理、病院やサークルの送迎などです。協定書に事前に印を押しておけば、このようなチームができやすいと思います。介護保険などの公助支援が減らされるなか、家族や友人たちと、例えばテレビ電話相互支援ネットワークなどを健常の内から築いておきましょう。

MCI、認知症宣言書と協力依頼書案（資料4・5）

　最近は自ら、MCIや認知症であることを宣言する人が増えています。しかし、MCIや認知症は見た目では、または話しただけでは他人はなかなかわかりません。誤解を生むこともしばしばです。そこで、宣言書を作り簡単な病気の説明や、現在困っていること、助けてほしいこと、などを一枚の文書にまとめてみました。適宜修正してお使いください。ご家族が代わりに支援をお願いしたい人に資料とともに渡すのも良いと思います。

対認知症準備活動表（対認活）：MCI・認知症になる前に備えよう（資料6）

　認知症にならなくとも、加齢によるもの忘れは避けられません。MCIの段階ではATの習得や終活などに困難が予想されます。そのため、健常高齢者のうちから、それらの機器などの使用開始や生活上の備えをしておきます。事前にこれらの活動を習慣化しておくことが重要なのです。

高齢者のもの忘れを減らす生活上の工夫集（資料7）

　覚えてる会（もの忘れのある方の懇談会）で出た対処法をパンフレットにまとめたのが2012年の「あれ？　またわすれた？　もの忘れ対処法」です（覚えてる会のHP参照）。日常のちょっとした工夫や簡単な機器の使用でもの忘れを防ぐ工夫集です。扇澤（2015）ももの忘れへの日常的なアプローチを提案しています。今回さらに、基本的なAT機器やグッズを加えたのが、資料7です。健常高齢者やMCIの人の集まりなどで積極的にご使用下さい。

4）相談機関と有償見守りサービスなど

　認知症の人や家族にとって最も大事なことは、悩む前にしかるべき機関に相談することです。一人や家族の中だけで考えて対処しようとすると、多くは行き詰まります。表8-3のような相談機関があります。介護保険で補えないときは、有償の見守りサービスなどを使う手もあります。最近では認知症に備える保険も開発されています。

表8-3　相談機関、有償サービス等

認知症についての相談
「認知症介護情報ネットワーク」https://www.dcnet.gr.jp/ 「認知症を知り認知症と生きるe-65.net」https://sodan.e-65.net/ 「ちえの輪ネット」https://chienowa-net.com/ その他、各地の「地域包括支援センター」と「認知症疾患医療センター」
認知症本人、介護者会
「認知症の人と家族の会」https://www.alzheimer.or.jp/ 「若年認知症家族会・彩星の会」https://hoshinokai.org/ 「レビー小体型認知症サポートネットワーク」http://dlbsn.org/
成年後見制度、遺言、相続
「法テラス」https://www.houterasu.or.jp/
有償サービス
「ダスキン ライフケア」https://lifecare.duskin.jp/ 「ニチイライフ」https://www.nichiiweb.jp/kaji/ 「在宅介護やさしい手」https://www.yasashiite.com/index.html その他、郵便局、コンビニ、宅配業社などの見守りサービス

第8章のまとめ

　もの忘れ外来でMCIや認知症と診断された人や家族に対して、「診断後支援」として、さまざまなATや地域支援があることを伝えます。すると入室時、暗い顔をしていた人が帰りは笑顔で出てゆかれることがあります。要は、支援があることを知れば、前向きになれる人も多いのです。そのために臨床家は、地域の社会資源の充実にも意を注ぐべきです。表8-2の覚えてる会を2007年に発足した際、ある参加者から「自分は認知症か？」と暗い顔で聞かれました、すると隣の同席者が「当たり前でしょう」と私が答える前に発言。驚いたことに、それを言われた本人は、「やっぱり！自分もそうかなと思っていた」と急に笑顔になって答えました。"仲間"の存在の大切さを実感しました。

　一方で、MCI・認知症の人が自らATの活用や仲間作りをすることの困難さも知りました。そこで、考えたのが資料の1〜7の文章です。特に資料6・7は健常高齢者による活用を期待します。いつかはなるMCI・認知症に対しては、「予防」よりも「備え」が大事なのです。最後に関連トピックの「認知症小唄」に本書における思いを託しました。

関連トピック　認知症小唄

2007年千葉県認知症研究会で認知症の啓発活動の一環として考えました。
「お座敷小唄」、「ふるさと」、「水戸黄門」のメロディで　　　　　　　安田　清
（2018.9.10 改変）

1. いくら予防をしていても　なるときゃなるさ認知症
   さっさと行こう度胸きめ　もの忘れ外来に
2. 今じゃ薬もでているよ　だけど遅れりゃ効き目なし
   早めに飲もうよお薬を　そして探そう後見人
3. 私しゃ病院いかないと　言い張るお人は電話とれ　やさしい声が待っている
   無料相談　家族の会
4. 嘆くひまありゃ工夫しろ　首かけ手帳に電子機器　スマートフォンも教えます
   薬の時間と帰る道
5. 一人で隠れて悩んでも　うつ病出てくる認知症　お迎え風呂付ランチ付き
   おしゃべり楽しいデイサービス
6. あれれ変だよ友達が　このごろ目立つもの忘れ　だけど見捨てちゃいけません
   そのうち自分も認知症
7. 介護地獄も虐待も　支えがないから起きるのさ　みんなで助けりゃこわくない
   明日の笑顔を信じよう

結論

　現代の医学では、特にアルツハイマー病などの中枢神経変性型認知症の予防と治癒はいまだ困難です。ではどうするか？　という疑問に答えようとしたのが本書です。予防ができなければ、認知症になってもできるだけ困らないようにしておきます。認知症にならなくても、いずれ記憶力の低下は免れません。そこで、将来、記憶力が悪くなることを見越して、必要になりそうな各種Assistive Technology（AT：支援技術）に慣れておき、将来の認知症に備えておきます。実際、MCIや認知症でこのようなATが使えるのか？　とよく聞かれます。その通りです。そこで、健常のうちから早めに準備を始めておくのです。筆者はこれを対認知症準備活動、略して「対認活」と名づけました（資料6）。「認知症早期発見早期絶望」という言葉があるそうです。筆者はこれを「認知症早期発見早期準備」に変えるべきと思っています。要は、健常の内から生活習慣病に注意し運動と終活、そしてもの忘れを減らす生活上の工夫をします（資料7）。

　MCIや認知症が疑われたら、自覚があるうちに専用の日記やメモ帳などのローテクATを使い始めます。自ら予定などが想起できなくなったら、自動的に情報や音楽などが聞けたり、日々の活動が記録できるミドルテクATを使ったり、または設定をしてもらいます。例えば、ICレコーダーやスマホなどのATから服薬や予定の時間、物を置いた場所などを教えてもらいます。さらに重度になったら、各種回想法やテレビ電話の会話が楽しめるよう設定してもらい、BPSDを回避します。つまり認知症の進行に応じて、その時期の残存能力を見極め、もっとも適切な介入法や、機器、提示内容などを選択、変更してゆき、本人の行動支援と心理的安定、さらに介護者の負担を減らしてゆきます。

　本書で紹介したように、最近では各種のATが比較的安く市販されており、認知症に対して家庭でも道具や機器を使った実践的な対処法が行えつつあります。以前、私が住む市原市に患者の服薬のためのICレコーダーの貸与を申請しましたが、「前例がない」と拒否されました。一方で、服薬のためにははるかに予算がかかるヘルパーさんを派遣したりしています。筆者はこれらのATを介護ショップや生活支援センターなどに揃えておき、担当者が困りごとを聞きながら、介護保険で貸与したり、対処法を相談できる制度の創設が重要と考えます。

　今後ますますスマホやパソコンの活用、遠隔支援が必要になってきます。しかし、そのためには、身近でそのようなAT関係の相談、設定を助言してくれる方や組織が必要です。そこで、筆者らは表8−2のように、「もの忘れアドバイザー」の育成を計画しています。「カフェ・スマホ/パソコン等相談会」も同様です。今後、このような裾野からの社会的支援が広がることを期待します。

　この本は各種ATの有効性を紹介するものですが、ATですべて解決できると言っているわけではありません。実際にはATによる支援範囲はまだまだ限られています。ICレコーダーから予定などを音声指示しても、私は忘れていない、こんなことは迷惑だという人もいます。さらに被害妄想や好き嫌いなどの情動に関わるものは、特に支援が困難です。まず、認知症の人の気持ちを知ること、

受容的な対処を心がけることが基本であることは変わりありません。人間にしかできないことは人間にやってもらうしかありません。万人に有効なものはないのです。

　しかし、仮に100人に1人しか使えなくても、その1人の人にとっては大成功なのです。世界的に見れば1億人の認知症の内、100万人には有効なのです。残りの99人、または9千9百万人には他の良い方法を、新たに考えてゆきましょう。本書が認知症という本人、家族にとっての苦しみの低減と、安心して暮らせる生活への一助になることを切に願っています。

あとがき

　私の父親は千葉県天津小湊町（現鴨川市）の漁師でしたが、病気で両足と数本の指を切断、学校から帰ると障子の隙間からよく外を見ていました。すぐ前の国道の向こうは海で波音も聞こえるぐらいですが、家が一軒あって海は見えません。当時は車椅子がなく、庭などは地べたをイザって移動していました。車椅子があったら自由に海を見に行けたのにと、50年たった今でも心残りです。漁師が海を見られないのは、農家の人が田んぼを見られないのと同じことです。もっとも当時、私は車椅子を知らず、知っていたとしても買う余裕もありませんでしたが。障害を背負ったことは仕方ないのですが、車椅子という代償手段があるということを知らされなかったこと、またそれを貸与する制度が当時なかったのが残念なのです。

　映画「ラストエンペラー」の中で、近眼の皇帝溥儀に対し西洋人教師がメガネをすすめました。ところがお付きの女官たちが、「あんな西洋の物を使ってはダメ」と大反対をするシーンがあります。歴史的に車椅子やメガネのない時代は、介護者がおぶったり、手を引いて歩いていました。その時代には他に手がなかったのです。しかし、今は車椅子やメガネなどの補助具を使ってもらい、自立を支援するのが普通になりました。15年前、1日3回1週間分の薬が出てくる、優れた薬自動供出器がありました。約2万円で貸与も可能でした。しかし、関係者やマスコミが無関心で販売中止に至りました。溥儀の女官たちを因循姑息、と笑えないのです。

　本書で紹介したように、現在多様なAT（Assistive Technology：支援技術）が出てきていますが、それらの存在はいまだあまり知られていません。当然、貸与も一部に限られています。例えば、世にメガネという道具があることを知らされずに生活する不自由さを想像してみてください。今後、関係者がそれぞれの会の機関紙などでATの紹介コーナーなどを設け、広報に努めてくださるようお願いします。そして、皆で、介護保険などで本人の能力や状況に応じてATが貸与できるように要望しましょう。

　2017年2月若年認知症を持つ丹野智文さんの講演で、「認知症になって以来、病気のことや介護保険の話を聞かされたが、誰一人これから自分がやりたいことや夢を聞いてくれなかった」という話を聞きました。私も「困りごと」は聞いたが「夢」は聞かなかった一人であり、胸が痛みました。一方で、ある二人の認知症の方を思い出しました。一人は下肢の筋力低下とともに記憶力が低下してきた男性です。当時は原因自体も不明で、夫婦で暗い顔をしていました。そこで、「最新の医学で分からないものを素人が考えても仕方ない。悩む暇があれば、海外旅行でも行けば」と話しました。すると、車椅子ながらイースター島やアンコールワットなど世界遺産巡りを始めました。驚いたことに南米のマチュピチュ遺跡も現地の人に背負ってもらって登りました。奥さんは「国内旅行は覚えていないが、海外旅行は覚えている」と笑っていました。この話を50代の元警察官の若年認知症の方に話すと、さっそくピースボート地球一周の船旅に出かけました。2015年11月の雑誌AERA（47号）は「認知症でも働ける」特集を組みました。今後さらにATの研究や支援、貸与制

度が充実すれば、生活支援にとどまらず、患者さんそれぞれの「夢」の実現も可能だと思います。

　この本ができるまでに、数知れない患者さんや介護者、ボランティア、地域や行政の方々、大学や研究所、千葉ろうさい病院と本部、職場の同僚、私の家族、そして本書を刊行してくださったエスコアール社など、枚挙できないほどのご協力をいただきました。35年間、数々の試行や失敗を繰り返しつつ、以上の方々のご協力と励ましがあって本書ができました。ここに謹んで感謝を申し上げます。

　最後にリハビリテーションと言う言葉すら知られていなかった時代、在宅生活支援の大事さを身をもって教えてくれた両親に本書を捧げる。

文献

安部ら (2009)「軽度脳障害のための情報セラピーインターフェースの研究開発」,『情報通信研究機構民間基盤技術促進制度中間報告書』, https://kiban.nict.go.jp/annual_report/report/report19/19-15-04.pdf

安部 (2017)「最新の情報技術を利用した高齢者の生活支援」,『計測と制御』, 56(3), pp. 212–215.

新井ほか (2006)『アルツハイマー病のすべてがわかる本』, 講談社.

朝田 (2016)『専門医が教える認知症』, 幻冬舎.

粟田ほか (2015)「地域在住高齢者を対象とする地域包括ケアシステムにおける認知症アセスメントシート (DASC–21)の内的信頼性・妥当性に関する研究」,『老年精神医学雑誌』, 26(6), pp. 675–686.

Bahar-Fuchs et al. (2013) " Cognitive training and cognitive rehabilitation for mild to moderate Alzheimer's disease and vascular dementia", Cochrane Database of Systematic Reviews 2013, (6). DOI : 10. 1002/14651858. CD003260. pub2.　www.cochranelibrary.com

Barnes et al. (2013) "The mental actibity and eXercise (MAX) trial: A randomized controlled trial to enhance cognitive function in older adults". JAMA intern Med, 173(9), pp. 797–804.

Bateman et al. (2017) "Categorizing health outcomes and efficacy of mHealth apps for persons with cognitive impairment : A systematic review". Journal of Medical Internet Research, 19(8), e301.

米国国立加齢研究所, 三宅訳 (2009)「アルツハイマー病は防げるか」

Bourgeois (2014) Memory and communication aids for people with dementia. Health Professions Press Inc. Boltimore.

Bonini et al. (2009) "Comprehension and storage of radio news items Comprehension and storage of sequentially presented radio news items by healthy elderly", Dementia & Neuropsychologia, 3 (2), pp.118–123.

Busse et al. (2006) "Mild cognitive impairment. Long-term course of four clinical Subtypes", Neurology, 67, pp. 2176–2185.

Dog 4 Dementia. https://www.hammond.com.au/about/news/aged-dementia-care/dogs-4-dementia-pilot-expands-to-five-states

Doi et al. (2016) "Assessing the Use of Communication Robots for Recreational Activities at Nursing Homes Based on Dementia Care Mapping (DCM)". Duffy, Vincent G. (ed.). Digital Human Modeling: Applications in Health, Safety, Ergonomics and Risk Management, Springer, pp. 203–211.

Drucker (2012) Innovation and Entrepreneurship, Routledge.

Folstein et al. (1975) "Mini-mental state : A practical method for grading the cognitive state of patients for the clinician", J Psychiatr Res, 12, pp. 189–198.

藤田 (2009)『脳ブームの迷信』, 飛鳥新社.

藤田ほか編 (2009)『高次脳機能障害学』, 医学書院.

芸術とヘルスケア―ハンドブック編集委員会 (1999)『アートフル・アドボカシー：生命の、美の、優しさの恢復』, タンポポの家, pp. 30–31.

本間ほか (2008)「認知症の予防・支援についての研究班：認知症の予防・支援マニュアル. 平成20年12月」, http://www.tmig.or.jp/kaigoyobou/08_ninchishou.pdf

標準失語症検査制作委員会 (1977)『標準失語症検査手引』, 鳳鳴堂.

飯干 (2013)「メモリーブックを用いた支援」, 三村・飯干監『認知症のコミュニケーション障害:その評価と支援』, 医歯薬出版, pp. 154–165.

伊古田 (2016)『40歳からの認知症予防入門』, 講談社ブルーバックス.

Greenaway et al. (2013) "The memory support system for mild cognitibe impairment : Ramdomized trial of a cognitibe rehabilitation interbention", Int J Geriatr Psychiatry, 28(4), pp. 402–409.

金子ほか (1986)「新しい早期痴呆診断法と同法を用いた地域集団検診の試み」,『日本医事新報別刷』, 3349, S63年.

唐澤ほか (2014)「物忘れスピード問診票 : 鑑別表の信頼性と妥当性に関する研究」,『月刊地域医学』, 6, pp. 504–512.

加藤ほか (1991)「改訂長谷川式簡易知能評価スケール(HDS–R)の作成」,『老年精神医学』, 2, pp. 1339–1347.

川島 (2003a)『高次脳のブレインイメージング』, 医学書院, p91.

川島 (2003b)『脳を鍛える大人の計算ドリル』, くもん出版.

貝塚ほか (1999)『QOLを高めるリハビリテーション看護』, 医歯薬出版, P81.

国際アルツハイマー病協会, 認知症の人と家族の会訳 (2009)「世界アルツハイマーレポート2009概要版」.

高齢者安全運転支援研究会 (2012)「運転時認知障害早期発見チェックリスト」, https://sdsd.jp/wordpress/wp-content/uploads/2017/01/checklist_30_1.pdf

清原 (2014)「わが国における高齢者認知症の実態と対策 : 久山町研究, 平成26年10月29日」, http://www.kantei.go.jp/jp/singi/kenkouiryou/suisin/suisin_dai4/siryou7.pdf

工藤 (2015)「認知症介護を後悔しないための54の心得」, 廣済堂出版.

Kuwahara et al. (2005) "Reminiscence Video : Helping at-home carefivers of people with Dementia". Sloane A (eds.). Home-Oriented Informatics and Telematics, Springer, pp. 145–154.

Kuwahara et al. (2010) "Remote assistance for people with dementia at home using reminiscence systems and a schedule prompter", Int. J. Computers in Healthcare, 1, pp. 126–143.

Lazar et al. (2014) "A Systematic Review of the Use of Technology for Reminiscence Therapy", Health Education & Behavior, 41(suppl. 1), 51S–61S, DOI : https://journals.sagepub.com/doi/10.1177/1090198114537067

Livingston et al. (2017) "Dementia prevention, intervention, and care", The Lancet Commissions July 20, https://www.thelancet.com/journals/lancet/article/PIIS0140-6736(17)31363-6/fulltext

真並 (2011)『セラピードックの子守歌 : 認知症患者と犬たちの3500日』, 講談社.

松田 (2017)「高齢者の知的活動とその影響」『老年精神医学』, 28(1), 11–18.

Mckhann et al. (2011) "The diagnosis of dementia due to Alzheimer's disease : Recommendations from the National Institute of Aging-Alzheimers's Association workgroups on diagnostic guidelines for Alzheimer's disease", Alzheimers Dement, 7, pp. 263–269.

Meiland et al. (2017) "Technologies to support community-dwelling persons with dementia : A position paper on issues regarding development, usability, effectiveness and cost-effectiveness, deployment, and ethics". JMIR Rehabilitation Assistive Technologies. 4(1), e1. https://rehab.jmir.org/

Meyers et al. (1995) "The Meyers scoring for the Rey complex figure and the recognition trial : Professional manual". Psychological assessment resources.

森田 (2000)「身体機能面を踏まえたプログラムの計画・立案」,『OTジャーナル』, 34, pp. 451–457.

Mulvenna et al. (2010) Supporting people with dementia using pervasive health technologies. London. Springer.

中川ほか (1985)『日本版GHQ精神健康調査票手引』, 日本文化科学社.

中嶋ほか (2013)「音楽のストレス解消効果について」,『人間環境学研究』, 11(1), pp. 19–25.

中山ほか (2006)「Wikipediaマイニングによるシソーラス辞書の構築手法」,『情報処理学会論文誌』, 47(10), pp. 2917–2928.

成本 (2016)『認知症の人の医療選択と意思決定支援』, クリエイツかもがわ.

成本編 (2017)『実践! 認知症の人にやさしい金融ガイド』, クリエイツかもがわ.

日本高次脳機能障害学会 (2014)『標準言語性対連合学習検査』, 新興医学出版社.

日本認知症ケア学会 (2005)『認知症ケアの実際Ⅱ:各論』, ワールドプランニング.

日本作業療法士協会 (2017)『認知症のリハビリテーションを推進するための調査研究報告書』, https://www.jaot.or.jp/files/page/wp-content/uploads/2017/06/h28roken-ninchi-houkoku.pdf

日本神経学会 (2012)『認知症疾患診療ガイドライン2010:コンパクト版2012』, 医学書院.

日本神経学会 (2017)『認知症疾患診療ガイドライン2017』, 医学書院.

認知症予防学会 (2013)『認知症予防専門士テキストブック』, 徳間書店.

扇澤 (2015)「認知症本人とともに考える生活障害へのアプローチ」,『老年精神医学雑誌』,26(9), pp. 973–981.

大内ほか (2013)「軽度認知障害高齢者における手段的日常生活動作の量的および 質的制限:最軽度アルツハイマー病を通しての検討」,『高次脳機能研究』, 33(3), pp. 347–355.

小野田ほか (2014)「認知症マススクリーニングにおけるiPadの活用:CADiの開発と検証」,『高次脳機能研究』, 34(3), pp. 331–334.

Oshima et al. (2013) "A Music therapy system for patients with dementia who repeat stereotypical utterances", Journal of Information Processing, 21(2), pp. 283–294.

大島ほか (2015)「ICT機器を装着した犬による生活支援:「認知症支援犬」の提案」,『情報処理』, 56(6),pp.567–569.

大武 (2012)『介護に役立つ共想法』, 中央法規出版.

Owen et al. (2010) "Putting brain training to the test". Nature. 465, pp. 775–778.

Petersen et al. (1999) "Mild cognitive impairment ; Clinical characterization and outcome". Arch Neurol. 56(3), pp. 308–303.

梁ほか (2017)「人動作認識および物体認識を用いた置き忘れ支援」,『情報処理学会研究報告高齢社会デザイン』, 2017-ASD-7(3), pp. 1–5.

Sakai et al. (2012) "Listener agent for elderly people with dementia". Proceedings of the seventh annual ACM/IEEE international conference on Human-Robot Interaction (HRI2012), pp. 199–200.

佐久間 (2017)「地域高齢者に対する認知的介入」,『老年精神医学』, 28(1), 29–36.

佐野ほか (2012)「高次脳機能障害者の自立に向けた料理リハビリテーションの支援」,『電子情報通信学会技術報告』, 111(424), pp. 19–24.

Srisamosorn et al. (2016) "Design of Face Tracking System Using Fixed 360 Degree Cameras and Flying Blimp for Health Care Evaluation". Proceedings of the 4th International Conference on Serviceology(ICServ 2016), pp. 63–66.

田北 (2006)「軽度認知障害」,『モダンフィジシャン』, 26, pp. 1823–1827.

高瀬ほか (2016) アニメーションエージェントとの同行を通した歩行トレーニングシステムの提案, 2016人工知能学会全国大会.

玉水ほか (2016)「環境センシングに基づく在宅認知症者のための異常検知・対応サービスの検討」,『電子情報通信学会技術研究報告』, 115 (437), pp. 81–86.

種村ほか (2016)「高次脳機能障害に対するAssistive Technologyによる支援」,『高次脳機能研究』,36(3), pp.50-57.

寺谷ほか (2008)「認知症高齢者に対する運動療法の介入効果に関する文献研究」,『山口県立大学大学院論集』, 9, pp. 195–204.

Utsumi et al. (2006) "Human Behavior Recognition for Daily Task Assistance using Sparse Range Data Observations", IEEE, DOI : 10. 1109/ICARCV. 2006. 345317

Wechsler, 杉下訳 (2001)『日本語版ウエクスラー記憶検査(WMS–R)』,日本文化科学社.

山口 (2010)『認知症の正しい理解と包括的医療・ケアのポイント第2版』,協同医書出版.

山下 (2007)「本邦成人におけるRey-Osterrieth 複雑図形の基準データ」,『精神医学』, 49(2), pp. 155–159.

山崎 (2008–2009)「ヒト・モノ・バをつなぐ認知症ケア」,『訪問看護と介護』(連載), 13(7)–14(9).

山崎 (2015)「老年デザイン学：認知症のある人を支える4つの視点」,『福祉介護テクノプラス』, 1, pp. 22–27.

安田ほか (1993)「障害者ギャラリー［リハビリ美術館：明日への窓］の院内設置とQOL」,『総合リハ』, 21(11), pp. 977–980.

Yasuda et al. (1997) "Dissociation between semantic and autobiographic memory : A case report", Cortex, 33, pp. 623–638.

安田ほか (1999)「前向健忘等の支援を目的とした音声出力記憶補助機の開発」,『総合リハ』, 27(5), pp. 475–478.

Yasuda et al. (2000) "Brain processing of proper names". Aphasiology, 14(11), pp. 1067–1090.

Yasuda et al. (2002a) "Use of IC recorder as a voice output memory aid for patients with prospective memory impairment". Neuropsychological Rehabilitation, 12(2), pp. 155–166.

安田ほか (2002b)「電子機器による音声誘導で問題行動が減少したアルツハイマー病患者の 一例」,『失語症研究』, 22, pp. 292–299.

安田清 (2003a)「失語症者の談話と固有名詞の理解」(博士論文). https://iss.ndl.go.jp/books/R100000002-I000004164954-00?ar=4e1f

安田ほか (2003b)「記銘力障害者への想起支援：環境映像と音響の自動記録システムの試み」,『高次脳機能研究』, 23, pp. 60–61.

安田ほか (2005)「記憶障害や痴呆症の方を支援する情報セラピープロジェクトの紹介」,『高次脳機能研究』, 25(1), p69.

Yasuda et al. (2006a) "Successful guidance by automatic output of music and verbal messages for daily behavioral disturbances of three individuals with dementia". Neuropsychological Rehabilitation. 16, pp. 66–82.

安田ほか (2006b)「認知症向け思い出ビデオの効果とその簡単な製作方法」,『日本認知症ケア学会誌』, 5, p206.

安田 (2007–2008)「もの忘れを補うモノたち―簡単な道具と器機による認知症・記憶障害の方への生活支援」,『訪問看護と介護』, 12(5)–13(4).

安田 (2007a)「記憶障害を助ける日記」,『訪問看護と介護』, 12(5), pp. 396–401.

安田 (2007b)「携帯電話を用いた記憶支援」,『訪問看護と介護』, 12(11), pp. 944–949.

Yasuda et al. (2007c) "Effectiveness of vocabulary data file, encyclopedia, and internet homepages in a conversation support system for people with moderate-severe aphasia". Aphasiology, 21(9), pp. 867–882.

安田 (2008a)「工学的支援研究の最前線」,『訪問看護と介護』, 13(3), PP. 234–239.

安田 (2008b)「明日の笑顔を信じよう」,『訪問看護と介護』, 13(4), pp. 324–328.

安田ほか (2008c)「認知症向けトイレ動作支援システム試作：トイレ模擬環境での評価」,『高次脳機能研究』, 29(1), pp. 178–179.

Yasuda et al. (2009) "Effectiveness of personalised reminiscence photo videos for individuals with dementia" Neuropsychological Rehabilitation, 19, 603–619.

安田ほか (2011)「小型ビデオ機と音声認識による行動記録検索システムの開発」,『高次脳機能研究』, 31(1), pp. 86–87.

安田ほか (2012)「ICT機器を搭載した認知症補助犬：Human-Computer-Animal Interfaceの提案」,『ヒューマンインタフェース学会研究報告集』, 14(6), pp. 37–44.

安田 (2013a)『新記憶サポート帳』, エスコアール.

Yasuda et al. (2013b) Daily assistance for individuals with dementia via videophone. American Journal of Alzheimer's disease and other dementias, 28(5), 508–516.

Yasuda et al. (2014) "An anime agent system for reminiscence therapy", Gerontechnology, 13(2), pp. 118–119.

安田ほか (2015)「認知症患者と話し相手ボランティアのテレビ電話網の構築と効果」,『高次脳機能研究』, 35(1), pp. 50–51.

安田 (2016a)「認知症へのAssistive Technologyの援用とその根拠：Low Techメモリーエイドなどの開発」,『科学・技術研究』, 5(2), pp. 139–144. https://www.jstage.jst.go.jp/article/sst/5/2/5_139/_article/-char/ja/

Yasuda et al. (2016b) "Videophone Conversation of two individuals with dementia using an anime agent system", Lecture Notes in Computer Science Series, 9745, Springer International Publishing, pp. 317–326.

Yokoi et al. (2014) "Hallucinators find meaning in noises : Pareidolic illusions in dementia with Lewy bodies", Neuropsychologia, 56, pp. 245–254.

米山 (2010)『認知症は予防できる』, 筑摩書房.

参考図書

下正宗監修 (2009)『絵を見てわかる認知症の予防と介護』, 法研.

山鳥重 (2002)『記憶の神経心理学』, 医学書院.

朝田隆 (2016)『専門医が教える認知症』, 幻冬舎.

小坂憲司ほか (2010)『レビー小体型認知症の介護がわかるガイドブック』, メディカ出版.

日本認知症ケア学会編 (2005)『認知症ケアにおける社会資源』, ワールドプランニング.

日本建築学会編 (2009)『認知症ケア環境辞典』, ワールドプランニング.

ビッキー・デクラークールビン著, 稲谷ふみ枝監訳 (2010)『認知症ケアのバリデーション・テクニック』, 筒井書房.

日本認知症ケア学会編 (2006)『認知症ケア事例集』, ワールドプランニング.

日本認知症ケア学会編 (2011)『BPSDの理解と対応』, ワールドプランニング.

杉山孝博 (2015)『認知症の9大法則：50症状と対応策』, 法研.

三好春樹 (2014)『認知症ケアQ＆A』, 講談社.

藤田和弘監 (2006)『認知症高齢者の心にふれるテクニックとエビデンス』, 紫峰図書.

阿部順子ほか監 (2013)『50シーンイラストでわかる高次脳機能障害「解体新書」』, メディカ出版.

大友英一 (2006)『続・ほらほらあれ、自分でできるボケ予防88のキーワード』, 求龍堂.

索引

1

1日伝言板　50

A

Assistive Technology（AT）　35
　〜のさらなる開発を　36
　〜の有効性　35

C

Cochrane Library　27

D

DASK–21　20

I

ICレコーダー
　〜のアラーム再生機能の活用　57
　〜の効果実験　57
　〜の失敗　62
　〜のまとめ　63

M

MCI（軽度認知障害）　25
MCI・認知症　34
　〜宣言書と協力依頼書案　120
Mini Mental State Examination（MMSE）　19

N

Noise pareidolia test　20

R

Rey-Osterriethの複雑図形　20

T

TVと協働するリクリエーションロボット　108

あ

朝の音楽で日中も落ち着く　93
アニメエージェント
　〜がテレビ電話会話の司会　105
　〜との会話　104

い

居場所
　〜徘徊検知　75
　〜方向探知　81
意味記憶　16

う

ウェアラブルメモ帳　43
　〜まとめ　47
歌が無効な場合もある　95
運転をやめない　60

え

エージェント、IoT（Internet of things）、センサーによる統合生活支援システム　107
エピソード記憶　15

お

お金・金庫　73
同じ質問を繰り返す　61
思い出写真ビデオ　89
おもちゃ　69
音楽
　〜で怒りも消える　94
　〜でデイにさそう　92
　〜で勉強、散歩、起床をさそう　94
　〜と人形で食欲増加　95
　〜療法まとめ　96
音声案内器　66
音声出力記憶支援器の開発　56

か

外出
　〜し道に迷う　60
　〜代償システム　107
　〜防止　75
回想法
　〜用の教材　88
　〜用ビデオ　89
会話の録音、音声認識　80
顔の記憶　16
鍵各種　72
各種タイマー　66
片手書き込み式メモ帳　47

カテゴリー別の記憶分類　15
かなひろいテスト　19

き
記憶障害のまとめ　17
決まった場所に置かない　60
逆向健忘　14

け
ゲーム　68
健康食品の安全性・有効性情報　27
言語聴覚士　33
検査結果の提示と実際の症例　20

こ
高齢者のもの忘れを減らす生活上の工夫集　120
腰付け式メモ帳　44
今後の展望　109
コンパクト式目の前伝言板　52

さ
作業療法士　33
サプリメント　27

し
時間別メモリー日記帳　49
施設入所者向けの伝言板やメモリーブックなど　54
失禁がある　60
室内見守り　74
市販ロボット　71
写真伝言板　50
重度認知症向け動画　68
週別メモリーカレンダー　48
趣味活動や訓練をしない　59
常同的な独り言やうなり声などとのコミュニケーション
106
新記憶サポート帳　40
人名や顔の閲覧　80

す
スマホ（スマートフォン）
　〜兼メモ帳とスマホ名札　83
　〜支援まとめ　84

せ
前向健忘／予定記憶の障害　14

そ
即時記憶、近時記憶、作業記憶　15
その他のアプリ　83

た
対認知症準備活動表（対認活）
　　　　　　　　　：MCI・認知症に備えよう　120
第4章のまとめ　78
他人の声で指示　58

ち
地理と情景の記憶　16

て
デザイン学からの支援　53
テレビ電話
　〜支援会の立ち上げ　99
　〜でボランティアと会話　97
　〜とグループ支援　82
電話と緊急連絡　74

と
トイレ動作を支援する　104
動画の配信で日課促進　103
時計　73
　〜バンド式メモ帳　43

な
長い説明を忘れる　62
名札式メモ帳　44
難聴、電話、伝言　82

に
日別メモリーチェック表　49
日本版GHQ　20
人形　69
人間と情報の歴史　35
認知機能
　〜検査　19
　〜検査のまとめ　21

認知症
　〜支援ロボット　108
　〜疾患治療ガイドライン 2017　27
　〜トレーニング　29
　〜の種類　25
　〜の人同士や世界的なテレビ電話網を　99
　〜予防説のまとめ　30

ぬ
ぬいぐるみ　70

の
脳血流検査　23

は
排泄関係　76
パスケース兼用メモ帳：パス & メモライズケース　46
場面別認知症チェック表案　120
貼り紙を目立たせる　64

ひ
火・ガス・クーラーの点検忘れや、通販で買い過ぎる
58
火・水回り、照明、温度、ガスの管理　72
飛行船による顔（表情）追従システム　109
標準言語性対連合学習検査　19
標準失語症検査　20
頻回質問応答器　68

ふ
服薬
　〜支援機器など　64
　〜と予定管理　80
付箋式腕メモ　43
ブローチ式メモ帳　45

ほ
帽子式目の前伝言版　50
ホームページを活用した会話　97
補聴用機器　74

み
見守りとコミュニケーション　79

め
名刺入れ兼用メモ帳：スマートメモ帳　46
メモリー
　〜ウエストバッグとメモリーポーチ　87
　〜カレンダー　48
　〜タペストリー　87
　〜ハンドバッグ　86
　〜ベスト　84

も
持ち忘れ・はぐれ防止器　66
もの、道具、車探し支援　81
もの探し器　65
物の記憶　17
もの忘れ（物忘れ）
　〜外来検査報告　20、22、23、24
　〜スピード問診票　20
　〜認知症相互見守り助けあい協定書案　120

や
夜間情報提示器　67

ゆ
有効性の判定方法　29

よ
余暇・精神活動　28

り
理学療法士　32

る
ループタイ式メモ帳　45

ろ
ローテク AT のまとめ　54
論理記憶　19

掲載製品一覧

A

aibo（アイボ）	ソニー株式会社	113
Aire	Kickstarter	111
Android	グーグル合同会社	79
Any.do	Any.do	80

B

BASIO（ベイシオ）	KDDI 株式会社	79
Behome 装着式	朝日産業株式会社	76
Beruf 赤外線センサースイッチ	株式会社イチネンミツトモ	72
BOCCO	ユカイ工学株式会社	71

C

Chapit（チャピット）	株式会社レイトロン	71
ChecKEY（チェッキー）	美和ロック株式会社	72
CLIP-ON MARKER	NITEIZE	64
Clova（クローバ）	LINE 株式会社	109
COLTEM プロジェクト	ベネッセスタイルケア他	116
COZMO（コズモ）	株式会社タカラトミー	71

E

Echo（エコー）	アマゾンジャパン合同会社	109
everyStory	David Keene	81
Echo Show（エコーショウ）	アマゾンジャパン合同会社	109

G

Google Home（グーグルホーム）	グーグル合同会社	109
Google Keep（グーグルキープ）	グーグル合同会社	82
Google 音声認識	グーグル合同会社	81
Google ストリートビュー	グーグル合同会社	107
GP シューズ	株式会社ダイトウサービス	75
GPS どこでもシューズ	株式会社ウィッシュヒルズ	75
GRUS ボイス電波腕時計	株式会社インテック	73

H

HomePod（ホームポッド）	AppleJapan 合同会社	109

I

ICD–BX312	ソニー株式会社	57
ICD–BX332	ソニー株式会社	57
ICD–PX240	ソニー株式会社	57、63
ICD–PX440	ソニー株式会社	57

ICD-TX650	ソニー株式会社	63
ICZ-R100	ソニー株式会社	63
ICZ-R250TV	ソニー株式会社	63
ilbo（イルボ）	株式会社エクストラン	108
iPhone	AppleJapan 合同会社	79、83

L

LF-S50G	ソニー株式会社	109
LINE（ライン）	LINE 株式会社	82
Lingo（リンゴ）	パシフィックサプライ株式会社	68

M

MagicPiano	Smule	83
MAMORIO	MAMORIO 株式会社	81
Metal Detector	Alexandr Balyberdin	81
Moff ワスレナグサ	株式会社 Moff	21
MOVERIO（モベリオ）	セイコーエプソン株式会社	110

N

NAO（ナオ）	アルデバランロボティクス株式会社	71
NHK アーカイブス	日本放送協会	88
NUT2	passion	81

O

OHaNAS（オハナス）	株式会社タカラトミー	71
OriHime（オリヒメ）	株式会社オリィ研究所	71

P

Palro（パルロ）	富士ソフト株式会社	71
PARO（パロ）	株式会社知能システム	71
Pechat（ペチャット）	monom　博報堂　アイ・スタジオ	70
Pepper（ペッパー）	ソフトバンク株式会社	71、97
		105
Picot（ピコット）見守り装置	株式会社 E&I	80

R

Remember The Milk	Remember The Milk	80
Robi jr.（ロビジュニア）	株式会社タカラトミー	71

S

SAN フラワー見守りサービス	加藤電機株式会社	75
Skitch	Evernote	81
Skype（スカイプ）	日本マイクロソフト株式会社	82、99
Smart Display（スマートディスプレイ）	グーグル合同会社	109
Smart Speaker（スマートスピーカー）	オンキヨー株式会社	109

Smart-CARE	岩通マニュファクチャリング株式会社	74
Snapy,The Floating Camera	SchizTech	81
Sota（ソータ）	ヴイストン株式会社	108
SpeechCanvas	FEAT Limited	82
Stick-N-Find	メディアブリッジ株式会社	81

T

Tapia（タピア）	株式会社 MJI	71
TeamViewer	TeamViewer	79
Timenote	Katsunobu Ishida	83
TrackR.bravo	株式会社ビーラボ	81
TREZO kun（とれぞーくん）	株式会社メディカル・タスクフォース	76

U

u sound	Newbrick S.A.	82
UD トーク	Shamrock Records	82

V

Voice Recorder	Splend Apps	80
Voice Text Memo	KobeSoftware	82

X

Xperia Hello!	ソニー株式会社	109

Y

You & Me　これでカンペキ！スペシャルお世話セット	日本トイザらス株式会社	69

あ

あっ！くすり Lite	東京大学大学院医学系研究科	80
アクアオート	TOTO 株式会社	72
アクトボイスペン	株式会社エスコアール	91
あさとけい	MEDIANO Co.,Ltd.	83
アシストスマホ	ソフトバンク株式会社	79
アシストナビ	ソフトバンク株式会社	81
あふれんコール	株式会社タカギ	72
アラームカレンダー Plus	Moyou	83
あらた	株式会社インサイト	80

い

いっしょにおでかけスケジュール	アドプラス	52
いっしょにねんねすやすやメロディシリーズ	株式会社タカラトミー	69
いまごと	アイブリ株式会社	80
インナードキュメントファイル	株式会社リヒトラブ	86

掲載製品一覧

う

ウェアラブルメモ	wemo	43
ウォーキングトーキングバビー	株式会社ベストエバージャパン	70
うなづきかぼちゃん	ピップ RT 株式会社	69

お

オートユリナイト	株式会社エコクリン	76
お薬アラーム プロ	syo-app	80
お薬ノート	カラダノート	80
お薬のんでね	株式会社上島電興社	65
おくすりハウスシリーズ	ウォーム・ハート	64
おしっこセンサー	トクソー技研株式会社	76
おしゃべりまーくん	株式会社パートナーズ	69
おしゃべりみーちゃん	株式会社パートナーズ	69
お知らせタイマー　COK-TT1	株式会社オーム電機	66
おたっくす	パナソニック株式会社	74
お風呂もいっしょぽぽちゃん	ピープル株式会社	70
おもちゃのネット販売	株式会社田村栄商店	77
おりこう KUMA–TAN	フュージョンマーケティング株式会社	69
音声時計トークライナー	セイコークロック株式会社	73
音声入力メモ Lite	計装エンジニアリング	80

か

介護ろぐ Free	GalleryApp	80
語りかけビデオ（DVD）春夏秋冬	株式会社エスコアール	89
語りかけビデオ（DVD）ふるさとへの旅	株式会社エスコアール	89
簡易認知機能スケール　あたまの健康チェック	ティーペック株式会社	21
換語屋言兵衛	株式会社アドバンプレス	97
かんたんホーム	KDDI 株式会社	79

き

キーファインダー	DAXGD	81
キーファインダー	Lovoski	81
キーファインダー	Aosnow	81
吸引歯ブラシ　吸 ty	ファイン株式会社	96
究極にシンプルなチェックリスト	JakiganicSystems	80
キューレット	アロン化成株式会社	76
緊急通報システム	アイネット株式会社	74

く

グーグルホームミニ	グーグル合同会社	109
くすりコール	株式会社テクノスジャパン	65

け

ケアロボ	株式会社テクノスジャパン	71

こ

こえとら	FEAT Limited	82
こえふうせん	FORES Labs	82
ココセコム	セコム株式会社	75
こっちにおいで 愛犬てつ	イワヤ株式会社	70

さ

探し物発見器ここだよS	株式会社エスコアール	65

し

じかんぴったり おしゃべり柴二郎	イワヤ株式会社	70
写真でみる日本生活図引 1 － 8 巻、別巻	株式会社弘文堂	88
ジョイステレビ電話	株式会社 my Joice Japan	99
唱歌カルタ	羽立工業株式会社	88
照明開口器　ホタル	ファイン株式会社	96
昭和スターかるた	飛翔株式会社	88
シルバーホンあんしんS Ⅵ	日本電信電話株式会社	74
人感センサー付音声案内機 S タイプ	株式会社エスコアール	67
人感センサー付音声案内機 Y タイプ	株式会社エスコアール	67
新記憶サポート帳	株式会社エスコアール	40
シンプルスマホ	ソフトバンク株式会社	79、81

す

水洗まる	株式会社メイクリーン	76
スーパーアクション プリンちゃん	株式会社オスト	70
スカットクリーン	パラマウントベッド株式会社	76
スケジュールポケット	アドプラス	52
スマイビ S	株式会社ニュー・ライフ・フロンティア	71
スマイレット安寝	株式会社スマイル介護機器	76
スマクロ	株式会社システムフレンド	79
スライドクリッパー・ソフト	オート株式会社	48
すわるパンツ	バリューイノベーション株式会社	85

せ

生活コール	株式会社テクノスジャパン	63

そ

掃除口付きパブリックコンパクト便器	TOTO 株式会社	76

た

ダイアレット	株式会社スマイル介護機器	76
タイムキーパー	rossa104	83

抱き枕ハグビー（Hugvie）	ヴィストン	69
ダブルタイマー	株式会社ドリテック	66

ち

チェックリスト	YKOM	80

て

手書き電話 UD	Shamrock Records	83
デジタルフォトフレーム　KD8JV-S	恵安株式会社	90
テレアンプⅢ	株式会社自立コム	74
テレノイド	株式会社テレノイドケア	71
伝承玩具セット	冨士屋玩具	69

と

ドアガナイザー	モンキービジネス	66
トイレにいってみよう！	アドプラス	52
トーキング・アラーム	Mirolunapp	80
トーキングりんごクロック	クレファー株式会社	73
特別支援スマホアプリ タイマー	富士通株式会社	83
どこ・イルカ mini	株式会社ユビキたス	82
ドッグ.コム	株式会社タカラトミー	70
取れない蔵	株式会社ホビーハウス伊藤	72

な

流せるポータくん 2 号、3 号	株式会社アム	76
なつかしの唱歌（DVD）	株式会社エスコアール	89
懐かしの玉手箱	株式会社シルバーチャンネル	89
なでなでねこちゃん DX2	トレンドマスター株式会社	70
名札フローリスト	株式会社ロフト	44
なんでしってるの⁉ しゃべくりハッピー	株式会社タカラトミー	70

に

尿吸引ロボヒューマニー	ユニ・チャームヒューマンケア株式会社	76

は

ばあちゃん元気	soramimi	80
徘徊感知器パルモどっち君	株式会社 iSEED	75
排泄ウェアラブル Dfree	トリプル・ダブリュー・ジャパン株式会社	76
爆・笑太郎	株式会社タカラトミー	71
パス＆メモライズケース	株式会社 KAKURA	46
パソコン回想法	株式会社エヌ・プログレス	89
話せるペンダント Q コール	株式会社キューオキ	74
離れるとアラーム 1：3	リーベックス株式会社	66
パルデジットガイド	リズム時計工業株式会社	73

パルモ見守り番	株式会社 iSEED	74
ハロー！ウ〜ニャン	株式会社タカラトミー	70
ハロー！ズーマー	株式会社タカラトミー	70
ハローキティロボ	株式会社ビジネスデザイン研究所	71

ひ

ヒトココ	AUTHENTIC JAPAN 株式会社	66
ひとりで出掛けないで	株式会社ガードロック	72

ふ

風船割り	CoCoPaPa Soft	83
付箋パッパッ	atStage	80
ふっくん	石神製作所	65
風呂っピー	株式会社タカギ	72
ブロマイド回想セット 1 〜 4	トレンドマスター株式会社	88

へ

ぺったんこベッド	サンヨー株式会社	78
ベッドサイド情報端末システム	株式会社ヴァイタス	78
ペンボイス S	グローリッジ株式会社	62

ほ

ホームセキュリティ ダルマ型カメラ	有限会社アメックスアルファ	73
ぽぽちゃん おんぶとだっこ	ピープル株式会社	69

ま

マインレット爽（さわやか）	株式会社エヌウィック	76
まごチャンネル	株式会社チカク	80
マネしておしゃべり	株式会社山二	70

み

見える電話	株式会社 NTT ドコモ	83
水ぴた	IDEX 株式会社	72
みまもり GPS アプリ	ソフトバンク株式会社	80
見守りテレビ電話 パルモ	株式会社 iSEED	74
見守りん	株式会社エクセリーベ	99
みまもるシューズ	株式会社ゆめゆめらいふ	75

め

メッセージフォトアルバム	インテル技研有限会社	90

も

もっとおはなしダッキー	株式会社タカラトミーアーツ	70

掲載製品一覧

ゆ		
ゆないとコール	株式会社エストコーポレーション	99
ユニタン	ユニケア株式会社	69
よ		
よりそい ifbot	株式会社ビジネスデザイン研究所	71
ら		
楽キーケース	三共理研株式会社	72
ラクホン	株式会社システムアドバンス	79
らくらくフォン	株式会社 NTT ドコモ	79
ラム革多機能手提げバッグ	ユリ・コジマ	86
り		
リバーシブル ID カードホルダー	株式会社ロフト	44
リモコン自動洗浄ハンドル流せるもん	株式会社 LIXIL	76
ろ		
ロボホン	シャープ株式会社	71

テレビ電話の会話で　見守りと心の落ち着きを
利用者募集
シニア向け　テレビ電話支援会
2020.4.29

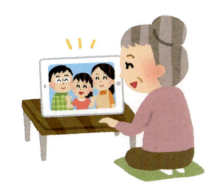

　お話相手ボランティアがご本人の話をじっくりお聞きし、前向きな気持ちを応援します。ご家庭のパソコン（スマホ）とインターネットを使って1回約30分、テレビ電話でいろいろ思い出話をしませんか。利用料は1回100円です。パソコンがまったくできなくとも利用できます（以下の＊参照）。シニアでもの忘れがある方、元気がなくなってきた方、会話が少ない方などが対象です。また、遠く離れたお子様やお孫様と、お顔を見ながらの会話にも活用できます。

「利用するには」

　以下のテレビ電話支援会の事務局宛てにメールでお申し込みください。

　後日、事務局から利用申込書を送ります。

　＊　スカイプの「着信時自動応答」機能を使えば、ボランティア側からの発信で、自動的に会話を開始できます。また、自動で終了できるので、パソコンが使えなくても利用可能です。

● パソコンでなく、スマホのライン（LINE）などを使用したい場合はお申し出ください。

● パソコンボランティア宅の近隣（市原市五井）であれば、出張にてご説明やご相談をお受けします。

● 利用料金は週一回約30分、半年分(25回分)2500円、又は1年分(50回分)5000円です。料金を前納して頂いたあと、定期的に会話を開始します。

「申し込み先・お問い合わせ」

　　　　テレビ電話支援会事務局　　（鈴木）ippo.tvphone.jim@gmail.com

　　　　または、インターネットで、「テレビ電話支援会」を検索、参照してください。

MCI・認知症のリハビリテーション　安田　清　著

場面別認知症チェック表　案（理容・美容院用）

	チェック項目	チェック 月/日	月/日	月/日
①	服装に季節感がない	／	／	／
②	利用される間隔が以前と異なってきた	／	／	／
③	意欲低下があり、何もしたくないと話す	／	／	／
④	感情の起伏が激しくなった	／	／	／
⑤	何度も同じことを話す	／	／	／
⑥	支払いやおつりの計算に違和感がある	／	／	／
⑦	声をかけても店の前を通り過ぎる	／	／	／
⑧		／	／	／
⑨		／	／	／
⑩		／	／	／

注：空欄は関係者が記入

その他、気になること

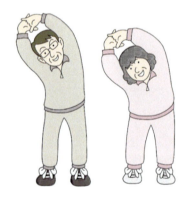

　上記チェックリストにいくつか該当する方がいらしたら、ご本人、ご家族、包括支援センター、行政、民生委員などにご相談下さい。

　もの忘れチェックリストは、2015年11月1日現在以下のものがあります。
　理容・美容院用／一般店頭用／金融機関用／宅配時用／各種サークル用／入院患者用／歯・医院用／薬局用

MCI・認知症のリハビリテーション　安田　清　著

資料3　　　　　　　　　　　　　　　　　　　145

年　　月　　日

もの忘れ・認知症相互見守り助け合い協定書　案

　もの忘れや認知症は高齢者の間ではよく見られる病気です。しかしながら、通常その発症は数年かけてゆっくり進み、また自覚症状が見られないことがしばしばあります。家族からのもの忘れの指摘を否定したりもします。このため早期発見・早期対処がむずかしくなります。

　そこで私たちは、旧知の間柄を活かして、お互いのもの忘れを相互に見守ります。そしてもし、もの忘れが進んでいると感じたら本人に注意を促すこと、促された場合は病院に行くなどの適切な行動をとること、そしてその後もお互い助け合うことを約束し、ここに協定を結びます。

名前　　　　　　　　　　　　印　　年　　月　　日　電話
　　住所
　　私の希望など

名前　　　　　　　　　　　　印　　年　　月　　日　電話
　　住所
　　私の希望など

名前　　　　　　　　　　　　印　　年　　月　　日　電話
　　住所
　　私の希望など

名前　　　　　　　　　　　　印　　年　　月　　日　電話
　　住所
　　私の希望など

名前　　　　　　　　　　　　印　　年　　月　　日　電話
　　住所
　　私の希望など

足りない場合には裏に

MCI・認知症のリハビリテーション　安田　清　著

資料４

年　　月　　日

関係者の皆様へ

MCI 宣言書と協力依頼書　案

氏名

　私は、ここに MCI（病的なもの忘れ）であることを宣言します。

　MCI とは、mild congnitive impairment（軽度認知障害）といい、記憶力や判断力に軽度の障害がある状態をさします。　　　　年ごろより前に話した事柄や聞いた内容、ものの操作方法、知りあった人々の顔などを忘れやすくなってきました。

　　　　年　　月　　日ごろ診断を受けました。

　現在、困難なこととして、以下の事などがあります。

　支障が出ないよう、引き続き努力、、工夫をいたします。しかし、支障が出た際には、以下のことなどをご支援してくださるようお願い申し上げます。

氏　名　　　　　　　住所　　　　　　　　連絡先

介護者　　　　　　　住所　　　　　　　　連絡先

介護者　　　　　　　住所　　　　　　　　連絡先

MCI について詳しく知りたい方は、以下の資料やホームページをご覧下さい。

資料5

年　　月　　日

関係者の皆様へ

認知症宣言書と協力依頼書　案

氏名

　私は、ここに認知症であることを宣言します。

　認知症とは、記憶力や判断力に中重度の障害がある状態をさします。

　　　　　年ごろより前に話した事柄や聞いた内容、ものの操作方法、知りあった人々の顔などを忘れやすくなってきました。そのうち、道に迷ったり、同じ事を繰り返して聞いたりするかもしれません。

　　　　　年　　月　　　日ごろ診断を受けました。

　現在、困難なこととして、以下の事などがあります。

　支障が出ないよう、引き続き努力、工夫をいたします。しかし、支障が出た際には、以下のことなどをご支援してくださるようお願い申し上げます。

氏　名　　　　　　　　住所　　　　　　　　　　連絡先

介護者　　　　　　　　住所　　　　　　　　　　連絡先

介護者　　　　　　　　住所　　　　　　　　　　連絡先

認知症について詳しく知りたい方は、以下の資料やホームページをご覧下さい。

資料6

対認知症準備活動表（対認活）

MCI・認知症になる前に備えよう

	予定	実施
1. 終活として、遺言状とエンディングノートを書く（例：心の遺言ノート、いちかわ社協 電話 047-320-4001）。延命の際や寝たきりになった時の希望などを書いておく。		
2. 火災防止のため、IH クッキングヒーターに替えたり、全てのガスコンロをセンサー付にする。火災報知器なども必ず設置する。		
3. もの忘れ専用の日記（例：新記憶サポート帳、エスコアール社　電話 0438-30-3090）などを使う。机の上に開けておき、その都度すぐに書くようにする。家族も伝言板として、一緒に使う。		
4. メモ帳や首かけメモ帳を作って常に持ち、忘れる前にすぐ書くようにする。 注：付箋紙に書いて、後で日記帳にそのまま貼る。終わったメモも捨てないで、そこに貼る。		
5. 荷物が多いと物を探す手間が増える。家の荷物などを整理する。		
6. 通帳などの保管場所を決める。それでもなくす時は子供などにあずける。鍵や財布は玄関などに箱を置いて、そこに入れてもよい。壁掛けポケット（百円店にあり）でも良い。ポケットは透明にする。		
7. ソニー IC レコーダー ICD-PX240 で、薬の時間やゴミ出し日を録音し、時間を設定する。一度設定すれば、毎日、曜日ごと、又は特定の日に自動的に言ってくれて忘れない。音量が小さい場合は市販のスピーカーで増幅する。		
8. 携帯電話やスマートフォンの目覚まし機能で薬の時間を知らせたりする。GPS 機能付ならば事故や迷子などの際、家族は居場所を知ることが出来る。早めに使い慣れておく。		
9. 百円店などで、販売されている薬箱を活用する。さらに、服薬時にアラームが出る薬管理ケースなども使う。		
10. パソコンやスマートフォンを使い、友人と無料テレビ電話やビデオ通話（例：スカイプ、LINE）を開始する。将来に備え、身内、友人で遠隔支援ネットワークを作っておく。		
11. ポケットの多いベストやエプロンを着て、メガネや手帳などを入れる。肩掛けポーチ、腰つき鞄を使う。カーゴ（ポケット）付ズボンやスカートも便利。		
12. 車の運転を医師から止められたときは、公共交通機関、電動自転車、電動スクーター、介護タクシーなどを検討する。		
13. アルバムを整理し、各写真に表題などを付けておく。将来、記憶や名前の確認に使える。		
14. 介護保険や介護方法などを介護者会などで勉強する。将来に備え施設にボランティアに行く。		
15. 後見人や連絡先を決めたり、通帳や財産の管理などを相談する。成年後見人制度の問い合わせは、市町村の福祉協議会へ。		

注：「パス＆メモライズケース」（KAKURA　電話 072-694-6441）、「スマートメモ帳」（著者 HP を参照）が市販されている。

MCI・認知症のリハビリテーション　安田　清　著

資料7

高齢者のもの忘れを減らす生活上の工夫集

目次

1. 持ち物を忘れて困るのですが？
2. やろうとした用事を忘れてしまうが？
3. スマホ（携帯電話）やICレコーダーの活用法は？
4. 薬を飲み忘れしないようにするには？
5. 金銭の管理方法は？
6. 物を置いた場所を忘れて困るのですが？
7. 電気、ガス、水道などの消し忘れ対策は？
8. 家電、調理、電話の管理方法は？
9. もの忘れに備え、日ごろからやっておくことは？

1. 持ち物を忘れて困るのですが？

◎ 「鍵はかけたか？」「火の元の確認をしたか？」「病院に持っていく物一覧」などを箇条書きにして、ドアの内側などに貼っておき、出かけるときに確認する。

◎ よく使うメガネなどは決った箱に入れておく。箱は蓋無し、透明で机の中に入れない。

◎ 服を脱ぐとき、財布や鍵用の保管袋をハンガー横にセットする。

◎ 場を離れる時、置き忘れ防止の指差し確認を習慣化する。

◎ 財布、定期入れ、メガネなどを伸びる紐やバネでつなぐ。紐の先端には色違いのクリップをつけ、ポケットや鞄の縁につける。探すときはその紐を引く。この紐でバッグと服をつないでも良い。

◎ よく置き忘れる物の一覧表を作り、1日数回その物の有無をチェックする。

◎ バッグなどは一つとする。または行き先別に持ってゆくカバンと入れる物を決めておく。

◎ バッグは手提げより、斜めがけの鞄にしたほうが持ち忘れが少ない。バッグには名前と連絡先をつけておく。

◎ ポケットが複数あるベストやエプロンを常に着て、ポケットに入れる物を決めておく。肩がこる場合には、ポケットつきズボン（カーゴパンツ）を穿き、そこに入れる。

◎ 畑や庭用の道具には、ピカピカ光るテープや蓄光テープを巻いておく。暗くなったら探しに行く。

2. やろうとした用事を忘れてしまうが？

◎ 友人との約束は、あらかじめ忘れる可能性を伝え、当日、電話をお願いする。またはメールを送ってもらう。

◎ 思いついたらすぐにメモをとる。そのため、首からメモ帳と筆記用具を下げておく。またはポケットに入れておく。財布、スマホ、名札の中や裏にのり付き付箋紙を貼っておく。そこに書き、後でそれをノートや日記帳などに貼る。「パス＆メモライズケース」（KAKURA　電話072-694-6441）、「スマートメモ帳」（著者HPを参照）が市販されている。

MCI・認知症のリハビリテーション　安田　清　著

◎ 日記を習慣化するためには、時間を決めて1日数回アラーム音を出して書く。夜、まとめて書く習慣は高齢になると困難になるので改める。

◎ もの忘れ専用の日記帳（例：新記憶サポート帳、エスコアール社 0438-30-3090）を使う。机の上に開けておき、その都度すぐに書くようにする。家族も伝言板として一緒に使う。5cm×7,5cmの付箋が貼れるので、メモに使用した付箋に、「済」と書き、やったことの記録としてここに貼り付けておく。

◎ 普通のノートを日記帳として使うときは、1日1ページとして、メモ（付箋）を貼ったり、買い物のレシートなどを貼っておく。誌面は上記のように、予定、会計、食事、持ち物チェックなど、あらかじめ欄を分けておく。

◎ その日にやることを一覧表にし、終わったらチェックをしてゆく。曜日別にコピーしておく。

◎ スマホのスケジュール機能で用件をアラーム設定にしておく。設定に慣れておく。

◎ 受診予定の当日、予定などは、玄関のボードに書いておく。

◎ 電話用のメモ用紙には、日にち、時間、相手の名前などの欄を設け、記入漏れを防ぐ。

◎ カレンダー横に、デジタルで日付表示のある時計を置く。

3. スマホ（携帯電話）やICレコーダーの活用法は？

◎ スマホは紐をつけてポケットに入れるか、首からかける。

◎ 毎朝子供に電話をかけて、元気メッセージを送る。相手が電話に出なくても着信記録が残る。

◎ スマホのアラーム機能を使い、用事の時刻を設定する。忘れないよう毎日設定の練習をする。

◎ 毎日寝るときにスマホを充電するよう、アラームを出す。

◎ 毎朝、スマホを持つようアラームを出す。

◎ スマホのアラームの設定ができない場合は若い人や、友人にお願いする。

◎ スマホは、必ず今いる場所が分かるGPS機能付きにする。

◎ 病院や役所などで聞いたことをICレコーダーやスマホに録音しておき、あとで聞き直す。

◎ ICレコーダーに薬を飲む時間などを録音し、時間を設定する。一度設定すれば、毎日、曜日ごと、又は特定の日に自動的に言ってくれるのがALARM（アラーム再生機能）。2018年4月現在、これが1日何度でも出来るのはソニーICD-PX240。

◎ スマホの操作方法は、スマホ会社などが運営している遠隔相談サービス（月額500円程度）を利用すれば、やさしく教えてくれる。

4. 薬を飲み忘れしないようにするには？

◎ 服薬ボックスや服薬カレンダー（1カ月用、1週間用など）を使用する。アラーム付薬箱もある。

◎ 処方医に、薬の処方はできれば1日1回服用にしてもらう。

◎ 薬の一包化を薬局に相談する。

◎ 薬は食前に卓上に出しておく。卓上に「薬」と書いた紙の四角柱を立てる。

◎ 2重飲みを防ぐため、飲んだら袋に、チェックしたり、日記に○をつける。

◎ 飲んだ薬のカラ袋を捨てずにおいておくことで、飲んだかどうかが確認できる。

◎ スマホを薬の時間にセットしておき、その時間に自動的にアラームで知らせてもらう。

5. 金銭の管理方法は？

◎ 水道や光熱費などは自動引き落としにする。

◎ 決まった曜日に小分けにして口座から引き出す。まとめて引き出すと、無くしたときに困る。

◎ 信用金庫など地域の金融機関に入出金を依頼、自宅に届けてもらえるか、相談する。

◎ 小銭の扱いがむずかしい場合、カードを使用する。

◎ 口座管理が困難になるときを見据えて、口座をまとめておく。

◎ 夫婦や親子の間でも貸し借りの証文を書いて渡しておく。

◎ 生命保険の証書などはコピーして 1 冊にまとめ、定期的に一緒に確認する。

◎ 通帳や財産の管理は早めに子供などに依頼する。親子間でも協定書を書く。

◎ 成年後見人や通帳、財産の管理は市町村の社会福祉協議会に相談する。

◎ 見せ金として、緊急用と書いた透明ファイルに本物のお札を入れ、張っておく。

6. 物を置いた場所を忘れて困るのですが？

◎ 透明壁掛けポケット（百円店などにあり）にラベルを貼り、そこに物をそれぞれしまう。ネットでは「ウォールポケット」の名で様々のものが売られている。服もそのそばで脱ぐ。

◎ よくなくす物を日記帳につけておき、1 日数回それが決めたところにあるか、定期的に確かめる。

◎ 荷物が多いと物を探す手間が増える。家の荷物などは整理してゆく。

◎ 通帳などの保管場所を決める。そのうち子供などにあずける。子供は定期的に少額のお金と通帳残高のコピーを渡す。

◎ 各引き出しの扉に、入れるべきものの写真を貼る。

◎ 財布や通帳など、よくなくすものには、市販のもの探し器を買い、子機をつけておく。親機を鳴らせば子機から音が出て教えてくれる。（例：探し物発見器「ここだよ S」エスコアール社 0438-30-3090）

7. 電気、ガス、水道などの消し忘れ対策は？

◎ IH クッキングヒーターに替える。全てのガスコンロを空焚き防止センサー付にする。

◎ 熱、煙、ガス感知器などの火災報知器は必ず設置する。

◎ 石油ストーブはやめる。暖冷房にはエアコンなど直接火がでないものを使う。

◎ 「火の使用中」と書いたリストバンドを付ける。

◎ 風呂も含め火を使う時は、その都度タイマーをかけてガス台から離れないようにする。又は、タイマーを首から提げて時間をセットする。

◎ 火の使用中に、電話や訪問者があった時は火を消してから行く。

◎ トイレや廊下などは人感センサー付きの LED などにすれば、自動で点灯、消灯ができる。

◎ 風呂は自動的に給水、加熱が止まるものが良い。または、適度な水位や温度を知らせてくれるセンサーをつける。

◎ 煮込み料理は、保温調理器を使用する。

8. 家電、調理、電話の管理方法は？

◎ 詐欺防止のため、電話は録音式にするか、詐欺対策用の電話器に変える。

◎ 電話は留守番電話にする。知り合いなら出て話す。

◎ 電話は、相手が限定できる電話にする。

◎ 家電のリモコンはテーブルなどに紐でつないでおく。

◎ 電源ボタンに目印のシールを貼る。使わない電源ボタンは、上から紙や布等で覆って隠す。

◎ 洗濯機などは、操作する順番に番号シールをボタンに貼る。

◎ 笛付やかんを使用する。または、操作の簡単な電気ポットでお湯を沸かす。

◎ ガスをやめ、電子レンジで加熱する。電子レンジは操作のやさしいものにする。

◎ 安否確認もしてもらえる宅配弁当を頼む。

◎ 家電などは、使用すると離れた介護者に連絡が自動的に行くものに変える。

9. もの忘れに備え、日ごろからやっておくことは？

◎ 転倒予防のため、段差が生じるコードや敷物はなるべく使わない。

◎「転ぶ前に運動！」を心がける。散歩のときは万歩計をつけるとやる気が出る。歩数計はスマホにもついている。友人を誘って行く。

◎ 散歩のときに、スマホのカメラで1日1枚写真を撮ってくる。

◎ 近所の人に、自分のもの忘れの状態などを資料とともに話しておき、助けてもらう。

◎ 耳が遠くなったら補聴器を耳鼻科医と相談する。早めに適切な使い方を覚えておく。

◎ いつかは車の運転ができなくなる。代替交通手段を考えておく。公共交通機関。電動自転車。友人に相乗り、タクシーなど。シニアカーは介護保険でレンタルできる。

◎ 車の運転を家族や医師から止められたときは、免許証を返納する。自主返納すれば「運転経歴証明書」が交付される。これを示せばタクシーやバス料金が割引になることがある。

◎ 氏名、住所、電話番号、生年月日、血液型、持病、家族の氏名と連絡先、飲んでいる薬の種類、かかりつけ医、ケアマネージャーなどの連絡先、医療・介護で特に注意すべき点、保険証のコピー、顔写真などを緊急時情報として、手帳などに入れて持ち歩く。

◎ 以上を透明な容器に入れ、冷蔵庫のポケットに入れておく。冷蔵庫の外側に赤い字で［緊急情報がポケットに！］と書いて貼っておく。

◎ アルバムを整理し、各写真に表題など付けておく。将来、記憶の確認に使える。

◎ パソコンやスマホの「Skype（スカイプ）」や「LINE（ライン）」を使い、友人と無料テレビ電話を定期的にする。

◎ 将来に備え、身内、友人で遠隔支援ネットワークを作っておく。

参考文献
安田 (2011), 認知症支援の便利ツール：「情報障害」としての認知症へのアプローチ. 訪問看護と介護, 16(12), 1004 − 1007.
安田ら (2012), もの忘れのある方の対処法、もの忘れのある方の懇談会編.
扇澤 (2015), 生活障害を補完する工夫例：認知症本人とともに考える生活障害へのアプローチ, 老年精神医学雑誌、26(9)、973 − 981

著者紹介：安田清

　1972年都立北園高校定時制、1978年立命館大学文学部夜間部、1983年国立身体障害者リハビリテーションセンター学院を卒業、1983年から2018年3月迄千葉ろうさい病院リハビリテーション科勤務、2003年国際電気通信基礎技術研究所（ATR）知能ロボティクス研究所客員研究員兼務。2008年国立大学法人京都工芸繊維大学特任教授、2018年現在大阪工業大学情報科学部客員教授。京都府立医科大学大学院医学研究科特任講師。斎賀医院非常勤勤務。言語聴覚士。博士（学術）。研究テーマは失語症の支援、記憶障害や認知症へのAssistive Technologyの開発。工学研究者らとハイテク支援など。本書に関するお問い合わせは筆者のメール（yasukiyo.12@outlook.jp）や、Facebookまで。または第8章の（表8-2）もの忘れ・認知症寄り合いサロンなどにお越しください。講演依頼なども積極的にお引き受けします。上記アドレスにお問い合わせください。

　ホームページは https://gensoshi.jimdofree.com/ です。

　又は、「安田清のホームページ」で検索してください。

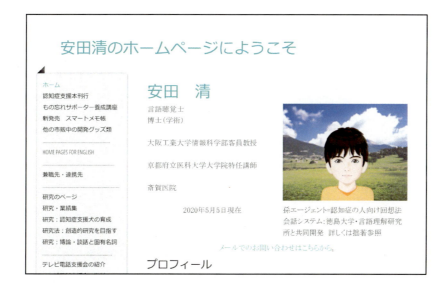

MCI・認知症のリハビリテーション

Assistive Technology による生活支援

2018 年 12 月 25 日　初版第 1 刷　発行
2022 年　4 月 25 日　初版第 4 刷　発行

著　者　安田　清
発行者　鈴木峰貴
発行所　株式会社エスコアール　　千葉県木更津市畑沢 2-36-3
　　　　TEL　0438-30-3090　FAX　0438-30-3091
　　　　URL　https://www.escor.co.jp/
印刷所　株式会社明正社

©Kiyoshi Yasuda 2018　ISBN978-4-900851-99-3
落丁・乱丁本はエスコアールにてお取り替えいたします。
内容の一部またはすべてを許可無く複製・転載することを禁止します。